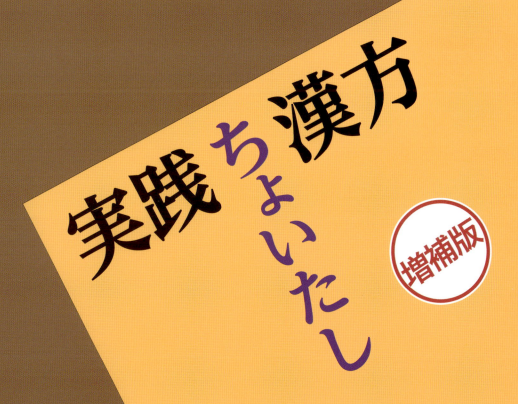

実践 漢方 ちょいたし

増補版

帝京大学外科准教授
新見正則 著

本書の使い方

タイトルの分類症状の横に括弧付きで記載してあるものは，ツムラ保険適用漢方薬添付文書上の「効能または効果」に記載があるものです。

西洋薬の補完医療として，漢方を位置付けていますので，西洋薬は中止せず，併用が基本です。漢方薬で症状がよくなれば，西洋薬を中止することはまったく問題ありません。
西洋薬部分の「なし」とは，一般的に対処できる薬剤がないという意味です。

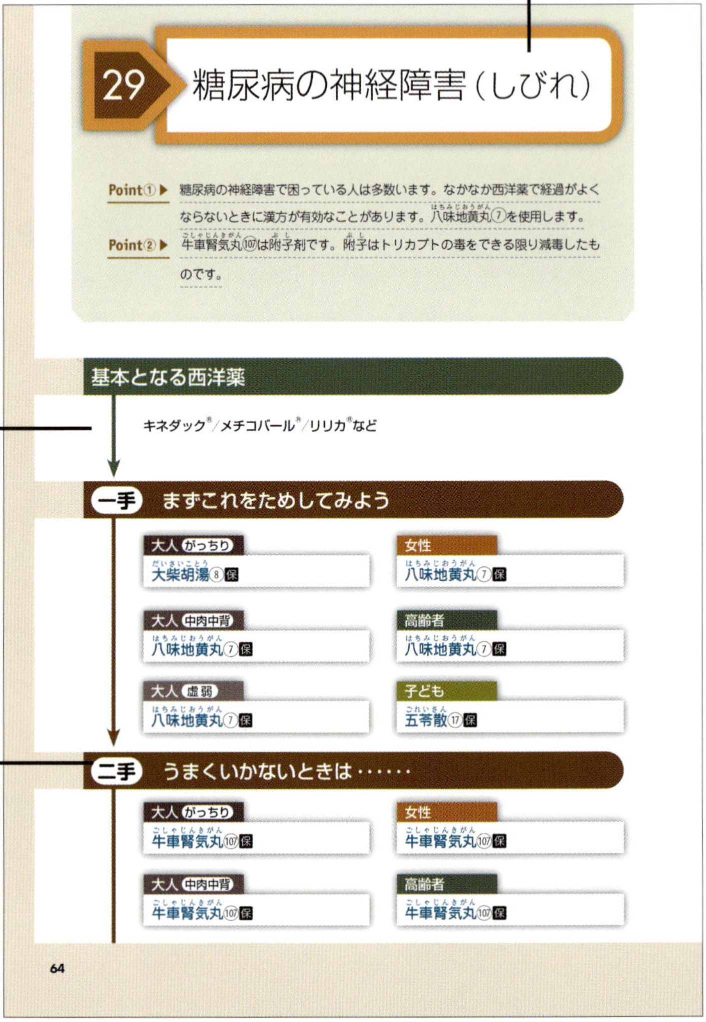

29 糖尿病の神経障害（しびれ）

Point① ▶ 糖尿病の神経障害で困っている人は多数います。なかなか西洋薬で経過がよくならないときに漢方が有効なことがあります。八味地黄丸⑦を使用します。

Point② ▶ 牛車腎気丸(107)は附子剤です。附子はトリカブトの毒をできる限り減毒したものです。

基本となる西洋薬

キネダック®／メチコバール®／リリカ®など

一手　まずこれをためしてみよう

大人 がっちり　大柴胡湯⑧[保]	女性　八味地黄丸⑦[保]
大人 中肉中背　八味地黄丸⑦[保]	高齢者　八味地黄丸⑦[保]
大人 虚弱　八味地黄丸⑦[保]	子ども　五苓散⑰[保]

二手　うまくいかないときは……

大人 がっちり　牛車腎気丸(107)[保]	女性　牛車腎気丸(107)[保]
大人 中肉中背　牛車腎気丸(107)[保]	高齢者　牛車腎気丸(107)[保]

64

フローチャートの一手目が効かないときは，併用せずに，二手目，三手目と切り換えて下さい。

▶保険適用漢方薬をできる限り優先して割り付けています。

▶基本的にツムラ保険適用漢方薬129種類（内服エキス剤128種類＋塗り薬1種類）の範囲での解説です。

▶処方の最後に[保]があれば株式会社ツムラの直接的病名が保険収載されています。

▶番号や保険の適応病名は株式会社ツムラの保険適用漢方薬に準じています。

附子は，株式会社ツムラでは日本薬局方ブシ末として，ブシ末（調剤用）となっております。番号は3023番で，かつ保険上は，他の漢方薬と組み合わせる形で使用可能となっています。よって，附子の単独使用はこの製品では保険適用外です。

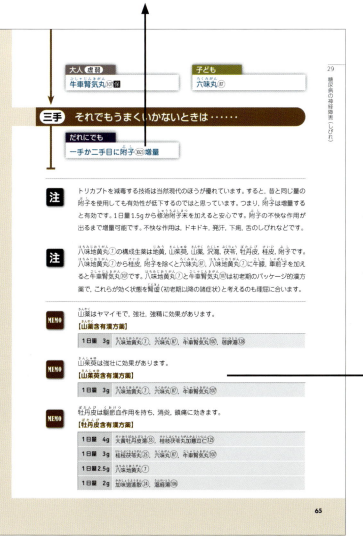

表中の「1日量」とは1日3回服用した場合，摂取することになる「煎じる前の生薬の量」のことです。
表中の漢方は，ツムラ保険適用漢方内服エキス剤128種類について記載しております。

▶特別な記載がない限り，成人は毎食前に1包ずつ，1日3回内服が基本です。
▶子どもの1回量は小学生は1/2，幼稚園は1/3，それ以下は1/4包を筆者は目安にしています。
▶漢方薬は，添付文書上は食前または食間に服用です。「食前」とは用語上の決まりでは，食前30分から60分前のことです。「食間」とは，食後約2時間が目安です。
▶慢性疾患や慢性症状に対しては，4週間の処方が基本です。

書籍化に当たって

昨年の1月に『週刊日本医事新報』の特集号として漢方の素晴らしさや，使いやすさを披露しました。その特集号が大変に好評ということで，今回書籍化することになりました。大変に光栄なことで，心からうれしく思っています。私が学生の頃は，漢方の授業もなく，臨床で使用している先輩も少なく，漢方に親しむ機会は皆無でした。ところが，それから約30年経過した今は，多くの医師が漢方の存在を知っています。そして大学教育のなかにも組み込まれています。時代の変遷を感じます。

しかし，私は「医師には比較的認知されたが，患者さんや，一般人にはあまり漢方は認知されていない」と思っていました。ところが，昨年1年間で大手キー局のゴールデンタイムの特別番組に3回も漢方の特集で出演する機会に恵まれました。そして視聴率は相当のものでした。つまり視聴者も漢方に関心があり，それを知っているテレビ局も，視聴者が望むのであれば漢方の特集を一番のビッグタイムに流そうという作戦です。私が思っている以上に，漢方は一般人に期待されています。

現代西洋医学の進歩は実際に素晴らしいものがあります。しかし，残念ながら完璧ではないのです。そんなときに昔の知恵を使うことは当然の選択肢のひとつです。そして日本では漢方は保険診療ですから，どの診療科の先生も漢方に興味があれば，漢方を使える環境を整えるべきです。そんな本をめざしました。この本を読んで頂く条件は，「漢方に興味がある」ことだけです。

また，漢方は生薬の足し算の叡智にて，極論すればいろいろな病気が治る可能性があります。そんな昔の経験知を，今困っている人に試してみることは理にかなっています。私の師匠である松田邦夫先生の師匠は，大塚敬節先生です。大塚敬節先生の頻用処方は，大柴胡湯（だいさいことう）⑧，八味地黄丸（はちみじおうがん）⑦，半夏瀉心湯（はんげしゃしんとう）⑭，柴胡桂枝湯（さいこけいしとう）⑩でした。名医は上達するほど，処方数が減るそうです。私が患者さんを診るときには，がっちりタイプであれば大柴胡湯（だいさいことう）⑧，子どもは五苓散（ごれいさん）⑰または小建中湯（しょうけんちゅうとう）(99)，女性は当帰芍薬散（とうきしゃくやくさん）㉓，高齢者は真武湯（しんぶとう）㉚，そして初老期は牛車腎気丸（ごしゃじんきがん）(107)がまず登場します。そして，いろいろな話を伺い，診察をしながら他の選択肢を考えていくのです。そんな漢方処方選択の思考過程の魅力や，不思議さを是非，本書で味わって下さい。そして本書を参考にして，困っている患者さんに漢方という選択肢を提示して下さい。

2015年1月

新見正則

巻 頭 言

　西洋医が漢方を趣味にすると臨床が楽しくなります．あえて漢方医として振る舞う必要はありません．だって趣味ですから．趣味として，患者さんへの治療手段のオプションとして，漢方を手にしませんか．その第一歩が本書です．漢方医ではないので漢方理論を知らなくても，腹部診察や舌の診察ができなくても，漢方の古典を読んでいなくてもいいのです．趣味として，それぞれの人のレベルに合わせて保険適用漢方薬を使用しましょう．そうすると診療の幅が広がり，そして困っている患者さんが治ることを経験しますよ．

　漢方理論のような昔の知恵を使わないので，適切な処方に出会うまで少々時間がかかるかもしれません．そんな些細なことに躊躇せず漢方を使用してみましょう．漢方の上達の一番の近道は自分で体感することです．漢方の欠点，そして利点を知ることです．
　どんなに名医になっても，最初からすべて適切な漢方薬を選択できることはありません．漢方の達人も，実は処方に診断させながら，適切な処方を選択していくのです．

　西洋医である我々は，漢方のいいとこ取りをしましょう．患者さんと一緒に適切な処方を探すという気持ちがあれば，明日からでも保険適用漢方薬を処方可能です．
　保険適用という立ち位置を大切にしていますので，できる限り直接的な保険の適応病名がある漢方薬を選んで，配置しました．漢方の魅力は，極端なことを言うと，「何でも治ることがある」ということです．つまり適応病名は随伴症状で，主症状が適応病名には含まれていないこともありえます．漢方に心得がある先生がご覧になると，ちょっとおかしな部分もあるかもしれませんが，保険適用という立ち位置を優先したということで，お許し下さい．特に，処方には可能な限り，がっちりタイプには大柴胡湯⑧を，女性には当帰芍薬散㉓を，高齢者には真武湯㉚を，そして子どもには五苓散⑰または小建中湯㊾といった定番の漢方を配置しました．

2014年1月

新見正則

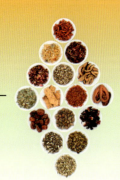

CONTENTS

● 漢方とは　*p9*

01 手術後のイレウス（腹部膨満感）　*p11*
02 腹部膨満感　*p12*
03 口内炎　*p14*
04 胃弱（胃腸虚弱・胃アトニー・胃下垂）　*p16*
05 胃炎・胃もたれ（胃内停水・胃拡張）　*p18*
06 胃痛（けいれんを伴う疼痛）　*p20*
07 胃酸過多（胸やけ・溜飲）　*p22*
08 悪心・嘔吐　*p24*
09 二日酔い　*p26*
10 慢性腸炎・慢性下痢（しぶり腹）　*p28*
11 慢性腹痛（過敏性腸症候群）　*p30*
12 食欲不振　*p32*
13 便秘　*p34*
14 黄疸・肝炎　*p36*
15 痔疾患　*p38*
16 かぜに罹りたくない　*p40*
17 かぜの初期　*p42*
18 インフルエンザ　*p44*
19 気管支炎　*p46*
20 喘息の併用に　*p48*
21 ちょっとした咳と痰　*p50*
22 高血圧　*p52*

23	動悸（心悸亢進）	*p54*
24	起立性低血圧（めまい）	*p56*
25	腎疾患	*p58*
26	むくみ	*p60*
27	脳血管障害後遺症（脳溢血・半身不随）	*p62*
28	糖尿病の口渇	*p63*
29	糖尿病の神経障害（しびれ）	*p64*
30	肥満	*p66*
31	貧血	*p68*
32	ちょっとした頭痛	*p70*
33	慢性頭痛（片頭痛）	*p72*
34	めまい	*p74*
35	神経痛・しびれ	*p76*
36	腰痛	*p78*
37	肩こり（筋肉痛・五十肩）	*p80*
38	むちうち症	*p82*
39	打撲・捻挫	*p83*
40	こむら返り（けいれんを伴う疼痛）	*p84*
41	ヒステリー様症状（神経質・神経衰弱）	*p86*
42	気合いが入らない	*p88*
43	気の巡りが悪い（不安神経症）	*p90*
44	精神不安・うつ病もどき（ノイローゼ・神経症）	*p92*
45	神経過敏状態（ノイローゼ・神経症・ヒステリー）	*p94*
46	認知症の周辺症状（神経症）	*p96*
47	悪夢（神経衰弱）	*p97*
48	夜泣き（小児夜泣き）	*p98*
49	多汗症	*p99*
50	疲れ・だるさ（疲労倦怠）	*p100*
51	暑気あたり	*p101*
52	こじれたら・長引いたら（亜急性期〜慢性期）	*p102*

53	不眠症	*p104*
54	病後の体力低下	*p106*
55	手足・腰の冷え	*p108*
56	関節リウマチ・関節痛	*p110*
57	更年期障害もどき（自律神経失調症もどき・血の道症・月経痛）	*p112*
58	月経不順	*p114*
59	月経前緊張症	*p116*
60	乳腺痛（乳腺炎）	*p118*
61	不妊症・習慣性流産（陰萎）	*p119*
62	慢性湿疹・皮膚病	*p120*
63	蕁麻疹	*p122*
64	かゆみ（皮膚瘙痒症）	*p124*
65	癤・癰（多発性粉瘤）	*p126*
66	帯状疱疹後の痛み（神経痛）	*p128*
67	頻尿	*p130*
68	排尿痛	*p132*
69	尿管結石（排尿痛）	*p134*
70	残尿感	*p136*
71	膀胱炎（残尿感）	*p138*
72	インポテンス（陰萎）	*p140*
73	アレルギー性鼻炎（慢性鼻炎）	*p142*
74	副鼻腔炎・蓄膿症	*p144*
75	扁桃炎	*p146*
76	鼻出血	*p148*
77	中耳炎	*p149*

●	資料	*p150*
●	おわりに	*p156*
●	参考文献	*p158*

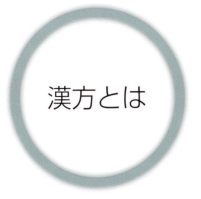

漢方とは

ひとことで言うと，漢方とは食品の延長と考えるとわかりやすいかと思います。漢方は生薬の足し算です。西洋医学が薬効のある純粋な物質を探し求めている歴史と考えると，漢方は足し算の歴史なのです。昔から薬効がある生薬は経験的にわかっていました。そんな複数の生薬を足し合わせ，そして効果を増し，副作用を減らし，時にはまったく新しい作用を作り上げたのが漢方薬の経験知です。昔の生薬には劇薬が少なからずありました。ところが保険適用漢方薬には間違った使用をすると死に至るような劇薬に当たるものはありません。

大学で授業をするときや，医師向けの講義をするときに，すべての保険適用漢方薬は試飲をしても大丈夫なので，むしろ漢方に親しむために数種類の試飲を提供しています。それは，漢方が食品の延長と思えるからこそできるのですね。
西洋薬をまったく健康なときに試しに飲んでみようとはなかなか思いません。ましてや，睡眠薬や選択的セロトニン再取込み阻害薬（selective serotonin reutake inhibitor：SSRI）などは絶対に1錠でも試飲したくはないですね。
食品の延長ということは，短時間で効果が出る漢方はあまり多くはないということです。慢性疾患に使用するときなどは，4週間飲んで，なんとなく経過がよければ続行すると，その向こうにとても快適な状態が待っています。
食品の延長ですので，ある種の西洋薬でみられるような依存症や離脱症状は漢方薬にはまったくありません。そして，西洋薬に比べて平均薬価は1/5で，3割負担であれば自己負担は毎月平均1000円です。困っている患者さんに，試してみる価値はありますね。

漢方薬を食品の延長と考えると，使用の仕方も理解しやすいです。
まず，漢方薬は食前または食間の内服となっています。それは漢方は，西洋薬のようにピンポイントでサイエンティフィックでロジカルではないからです。西洋薬の切れ味はいいですね。でも胃に障ることがあるので食後の投与が通常推奨されています。漢方薬の切れ味は基本的にマイルドです。ですから，空腹時に胃に入ってもさしたる問題がないのです。

また，漢方薬は生薬の足し算とバランスの結晶です。生薬には食材そのものや，食材の延長のようなものが多々あります。たとえば，山薬(さんやく)はヤマイモ，山椒(さんしょう)はサンショウ，陳皮(ちんぴ)はミカンの皮，大棗(たいそう)はナツメ，生姜(しょうきょう)はショウガなどです。つまり食事と一緒に漢方を内服すると，生薬の足し算とのバランスが崩れるので効かなくなることがあるのです。そのため，空腹時の内服が推奨されますが，食後に飲んでも結構有効です。

漢方薬は多数を併用すると，つまり生薬数があまりにも多くなると，効かなくなってきます。併用するときも相性がよい漢方薬同士の併用が大切です。併用して効果が減弱することもあります。

そして構成生薬数の少ない漢方薬は切れ味はよいが漫然と使用していると耐性が生じるとも言われます。そして，構成生薬数が多い漢方薬には体質改善的な効果があり，じわじわと効いてくるが，耐性はできにくいと言われます。

つまり，あまりにもたくさんの生薬を一緒に飲んでも効きが悪くなります。漢方薬は通常1剤で，または相性のよい2剤で使用し，眠前に快便にするための漢方などを加えて，多くても3剤ぐらいが適量と思います。そんな立ち位置が保険診療の立場からも適切と思っています。

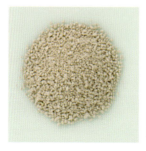

剤形(葛根湯(かっこんとう)①)
株式会社ツムラより提供

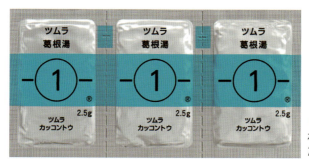

ヒートシール(葛根湯(かっこんとう)①)
株式会社ツムラより提供
2015年1月現在のもの

01 手術後のイレウス（腹部膨満感）

Point① ▶ 大建中湯⑩⓪は一番売れている保険適用漢方薬です。
Point② ▶ 大建中湯⑩⓪の本当の魅力は他にもたくさんあります。
Point③ ▶ 大建中湯⑩⓪が無効なときは桂枝加芍薬湯⓺⓪を加えましょう。

基本となる西洋薬

トランコロン®／コロネル®など

一手　まずこれをためしてみよう

大人（がっちり）
大建中湯⑩⓪保

大人（中肉中背）
大建中湯⑩⓪保

大人（虚弱）
大建中湯⑩⓪保

女性
大建中湯⑩⓪保

高齢者
大建中湯⑩⓪保

子ども
大建中湯⑩⓪保

二手　うまくいかないときは……

だれにでも
大建中湯⑩⓪保＋桂枝加芍薬湯⓺⓪保

02 腹部膨満感

Point ▶ おならが多い，おならが臭くて困るという訴えは実は少なくありません。そんなときには大建中湯⑩です。また安中散⑤は茴香を含むのでおならが減ります。大建中湯⑩は慢性イレウスの腹部膨満感にも有益ですね。大建中湯⑩でも今一歩のときは大建中湯⑩と桂枝加芍薬湯⑥を併用します。

基本となる西洋薬

トランコロン®／コロネル®など

一手　まずこれをためしてみよう

大人 がっちり	女性
大建中湯⑩保	大建中湯⑩保

大人 中肉中背	高齢者
大建中湯⑩保	大建中湯⑩保

大人 虚弱	子ども
大建中湯⑩保	小建中湯㊾

二手　うまくいかないときは……

大人 がっちり	女性
大承気湯⑬	安中散⑤

大人 中肉中背	高齢者
調胃承気湯㊆	当帰湯⑩保

大人 虚弱	子ども
安中散⑤	大建中湯⑩⑩保

三手 それでもうまくいかないときは……

だれにでも
大建中湯⑩⑩保＋桂枝加芍薬湯⑥⓪保

注 大建中湯⑩⑩には膠飴（株式会社ツムラでは膠飴を粉末飴で代用しています）が含まれていて，桂枝加芍薬湯⑥⓪に膠飴が入ると小建中湯⑨⑨です。よって大建中湯⑩⑩＋桂枝加芍薬湯⑥⓪を中建中湯とも呼びます。

注 山椒を含むツムラ保険適用漢方内服エキス剤は大建中湯⑩⑩と当帰湯⑩②です。大建中湯⑩⑩は建中湯類で山椒を含みます。一方で，当帰湯⑩②は参耆剤で山椒を含みます。大建中湯⑩⑩の参耆剤バージョンが当帰湯⑩②というイメージです。

MEMO 山椒には鎮痛作用があります。
【山椒含有漢方薬】

1日量　2g	大建中湯⑩⑩
1日量　1.5g	当帰湯⑩②

診療のヒント 西洋医学的治療で困っている患者さんに保険適用漢方薬で対応することを臨床のオプションのひとつに加えるだけで，外来は楽になります。漢方は現代西洋医学的病名がなくても処方できます。また，処方の選択方法もいろいろです。最初から適切な漢方薬を当てようとせずに，リラックスして患者さんと一緒に適切な漢方薬を探すことを楽しみましょう。

03 口内炎

Point ▶ 口内炎には何と言っても桔梗湯⑬です．これを水に入れて，電子レンジでチンします．すると綺麗に溶けますので，その後冷蔵庫に入れます．そんな冷え冷えの桔梗湯⑬を頻回にうがいしながら飲み込むのです．口内炎に限らず，口の中の炎症，つまり舌炎，歯肉炎，扁桃炎などにも有効です．美味しいですよ．

基本となる西洋薬

ケナログ®/アフタッチ®など

一手 まずこれをためしてみよう

大人 がっちり	女性
桔梗湯⑬	桔梗湯⑬

大人 中肉中背	高齢者
桔梗湯⑬	桔梗湯⑬

大人 虚弱	子ども
桔梗湯⑬	桔梗湯⑬

二手 うまくいかないときは……

大人 がっちり	女性
茵蔯蒿湯⑬ 保	半夏瀉心湯⑭ 保

大人 中肉中背
茵蔯蒿湯(135) 保

高齢者
半夏瀉心湯⑭ 保

大人 虚弱
半夏瀉心湯⑭ 保

子ども
半夏瀉心湯⑭ 保

三手 それでもうまくいかないときは……

だれにでも
黄連湯(120) 保

虚弱以外
黄連解毒湯⑮

注

黄連と黄芩を含む漢方薬を瀉心湯類と呼びます。ツムラ保険適用漢方内服エキス剤では，半夏瀉心湯⑭と三黄瀉心湯(113)にその字が入っていますね。黄連解毒湯⑮は典型的な瀉心湯類でありながら，「瀉心湯」という字がありません。黄連解毒湯⑮に四物湯(71)を加えた漢方薬が温清飲(57)で，温清飲(57)は丸ごと荊芥連翹湯㊿と柴胡清肝湯(80)に含まれています。上記以外に黄連と黄芩を含む漢方薬は，清上防風湯(58)，女神散(67)，柴陥湯(73)です。

MEMO

桔梗は排膿・消炎作用があります。

【桔梗含有漢方薬】

1日量　4g	排膿散及湯(122)
1日量　3g	十味敗毒湯⑥，小柴胡湯加桔梗石膏(109)
1日量 2.5g	清上防風湯(58)
1日量　2g	防風通聖散(62)，参蘇飲(66)，清肺湯(90)，竹筎温胆湯(91)，桔梗湯(138)
1日量 1.5g	荊芥連翹湯㊿，柴胡清肝湯(80)
1日量　1g	五積散(63)

診療のヒント

漢方薬が使えるようになったら，漢方内科のように漢方○○科と標榜しましょう*。専門医資格とはまったく無関係に標榜可能です。患者さんに「この先生は漢方に理解がある」とわかるだけでも集客効果は抜群ですね。
（＊：平成20年4月の医療機関の標榜診療科名の見直しを参照）

04 胃弱（胃腸虚弱・胃アトニー・胃下垂）

Point ▶ 点滴などの栄養の補助手段がない昔は，食べられなくなったときは死ぬときでした。ですから消化機能がきわめて大切だと知っていました。胃腸障害の漢方薬にはたくさんのラインナップがあります。

基本となる西洋薬

セルベックス®／ムコスタ®／ガスモチン®など

一手　まずこれをためしてみよう

大人（がっちり）
はんげしゃしんとう
半夏瀉心湯⑭ 保

女性
とうきしゃくやくさん
当帰芍薬散㉓

大人（中肉中背）
あんちゅうさん
安中散⑤ 保

高齢者
しんぶとう
真武湯㉚ 保

大人（虚弱）
りっくんしとう
六君子湯㊸ 保

子ども
ごれいさん
五苓散⑰

二手　うまくいかないときは……

大人（がっちり）
ぶくりょういん
茯苓飲㉞ 保

女性
にんじんとう
人参湯㉜ 保

大人（中肉中背）
へいいさん
平胃散㉟ 保

高齢者
ほちゅうえっきとう
補中益気湯㊶ 保

大人 虚弱	子ども
けいしにんじんとう 桂枝人参湯⑧② 保	しょうけんちゅうとう 小建中湯㊶

三手 それでもうまくいかないときは……

だれにでも	大人 虚弱
ぶくりょういんごうはんげこうぼくとう 茯苓飲合半夏厚朴湯⑪⑯	しくんしとう 四君子湯㊂ 保

MEMO 半夏には吐き気止めや去痰作用があります。
【半夏含有漢方薬】

1日量 6g	はんげこうぼくとう しょうせいりゅうとう しょうはんげかぶくりょうとう ぶくりょういんごうはんげこうぼくとう 半夏厚朴湯⑯, 小青竜湯⑲, 小半夏加茯苓湯㉑, 茯苓飲合半夏厚朴湯⑯, おうれんとう 黄連湯⑫⓪
1日量 5g	しょうさいことう はんげしゃしんとう ばくもんどうとう さいかんとう にちんとう よくかんさんかちんぴはんげ 小柴胡湯⑨, 半夏瀉心湯⑭, 麦門冬湯㉙, 柴陥湯�73, 二陳湯㉛, 抑肝散加陳皮半夏 ⑧③, ちくじょうんたんとう さいぼくとう とうきとう しょうさいことうかききょうせっこう さいれいとう 竹筎温胆湯㉛, 柴朴湯㊽, 当帰湯⑩②, 小柴胡湯加桔梗石膏⑩⑨, 柴苓湯 ⑭
1日量 4g	だいさいことう さいこけいしとう さいこかりゅうこつぼれいとう りっくんしとう にじゅつとう 大柴胡湯⑧, 柴胡桂枝湯⑩, 柴胡加竜骨牡蛎湯⑫, 六君子湯㊸, 二朮湯㊷, うんけいとう りょうかんきょうみしんげにんとう 温経湯⑩⑥, 苓甘姜味辛夏仁湯⑪⑨
1日量 3g	はんげびゃくじゅつてんまとう ちょうとうさん じんそいん 半夏白朮天麻湯㊲, 釣藤散㊼, 参蘇飲㊻
1日量 2g	ごしゃくさん 五積散㊽

MEMO 陳皮には食欲増進作用, 鎮咳作用などがあります。陳皮は温州ミカンの皮です。スーパーで売っている普通のミカンの皮なんですよ。
【陳皮含有漢方薬】

1日量 4g	にちんとう 二陳湯⑧①
1日量 3g	はんげびゃくじゅつてんまとう ちょうとうさん ぶくりょういん へいいさん よくかんさんかちんぴはんげ 半夏白朮天麻湯㊲, 釣藤散㊼, 茯苓飲㊏⑨, 平胃散㊻, 抑肝散加陳皮半夏 ⑧③, じいんしほうとう ぶくりょういんごうはんげこうぼくとう せいしょえっきとう 滋陰至宝湯㊷, 茯苓飲合半夏厚朴湯⑪⑯, 清暑益気湯⑬⑥
1日量 2.5g	しんぴとう にじゅつとう じいんこうかとう いれいとう 神秘湯㊄, 二朮湯㊷, 滋陰降火湯㊔, 胃苓湯⑪⑤
1日量 2g	ほちゅうえっきとう りっくんしとう ごしゃくさん じんそいん こうそさん せいはいとう 補中益気湯㊶, 六君子湯㊸, 五積散㊽, 参蘇飲㊻, 香蘇散㊰, 清肺湯㊐, ちくじょうんたんとう つどうさん にんじんようえいとう けいひとう 竹筎温胆湯㉛, 通導散⑩⑤, 人参養栄湯⑩⑧, 啓脾湯⑫⑧
1日量 1.5g	そけいかっけつとう 疎経活血湯㊼

05 胃炎・胃もたれ（胃内停水・胃拡張）

Point ▶ 胃の症状があれば，半夏瀉心湯⑭，そしてちょっと虚弱であれば六君子湯㊸から入っても結構うまくいきます．子どもはともかく五苓散⑰です．そして安中散⑤には痛み止めの作用も強く，胃痛や生理痛を伴うときは安中散⑤が喜ばれます．

基本となる西洋薬

H₂受容体拮抗薬／プロトンポンプ阻害薬（proton pump inhibitor：PPI）など

一手　まずこれをためしてみよう

大人 がっちり	女性
はんげしゃしんとう 半夏瀉心湯⑭ 保	りっくんしとう 六君子湯㊸ 保

大人 中肉中背	高齢者
はんげしゃしんとう 半夏瀉心湯⑭ 保	りっくんしとう 六君子湯㊸ 保

大人 虚弱	子ども
りっくんしとう 六君子湯㊸ 保	ごれいさん 五苓散⑰ 保

二手　うまくいかないときは……

大人 がっちり	女性
おうれんげどくとう 黄連解毒湯⑮ 保	しくんしとう 四君子湯㊆ 保

大人 中肉中背	高齢者
しぎゃくさん 四逆散㉟ 保	にんじんとう 人参湯㉜ 保

大人 虚弱	子ども
安中散 ⑤ 保	六君子湯 ㊸ 保

三手　それでもうまくいかないときは……

だれにでも	だれにでも
茯苓飲合半夏厚朴湯 ⑯ 保	柴苓湯 ⑭ 保

だれにでも	だれにでも
平胃散 ㊼ 保	茯苓飲 ㊽ 保

だれにでも
五積散 ㊿ 保

注 四君子湯㊜＋陳皮＋半夏が六君子湯㊸です。六君子湯㊸は虚証向けではありますが，四君子湯㊜はもっと虚証向け。六君子湯㊸を飲んでも，かえって胃がもたれると言われるときなどには，陳皮と半夏がない四君子湯㊜の登場です。一方で抑肝散㊾が胃に障って飲めない人には，陳皮と半夏を含む抑肝散加陳皮半夏㊱（虚証向け）が使用されます。陳皮と半夏の効果はマジックのようですね。面白いですね。

注 四君子湯㊜は気力を増す漢方で，君薬（大事な薬）である蒼朮，人参，茯苓，甘草と君薬の働きを助ける生姜，大棗からなっています。四君子湯㊜の4つの君薬を含む漢方薬には，六君子湯㊸，十全大補湯㊽，柴苓湯⑭，啓脾湯㉘，加味帰脾湯㊲があります。十全大補湯㊽には四君子湯㊜の4つの君薬と四物湯㊶が含まれています。四君子湯㊜で元気になる状態を気虚（エネルギー不足）とも理解できます。

注 生姜と乾姜はちょっと混乱します。まず日本の生姜は「生のショウガ」ではありません。生のショウガを乾かしたものです。湯通ししたショウガを乾かしたものが乾姜です。生姜は消化機能を助け，乾姜は芯から温める作用が強いと理解すればよいです。

06 胃痛（けいれんを伴う疼痛）

Point① ▶ 筋肉の攣縮のような痛みにはともかく頓服的に芍薬甘草湯㊻です。
Point② ▶ 胃痛と言えば，安中散⑤。延胡索に鎮痛効果があります。
Point③ ▶ 経過の長い胃痛には，気長に六君子湯㊸です。

基本となる西洋薬

ガスター®など

一手　まずこれをためしてみよう

大人 がっちり	女性
芍薬甘草湯㊻保	芍薬甘草湯㊻保

大人 中肉中背	高齢者
芍薬甘草湯㊻保	芍薬甘草湯㊻保

大人 虚弱	子ども
芍薬甘草湯㊻保	芍薬甘草湯㊻保

二手　うまくいかないときは……

大人 がっちり	女性
安中散⑤	安中散⑤

大人 中肉中背	高齢者
安中散⑤	安中散⑤

大人 虚弱
安中散⑤

子ども
小建中湯㊾

三手 それでもうまくいかないときは……

だれにでも
六君子湯㊸ 保

注 こむら返り（p84〜85参照）の項目でも後述しますが，芍薬甘草湯㊽は筋肉の攣縮様の発作を軽減します。保険病名は，急激に起こる筋肉のけいれんを伴う疼痛。胃痛もそうですね。

MEMO 安中散⑤の構成生薬は桂皮，延胡索，牡蛎，茴香，甘草，縮砂，良姜の7つです。延胡索と茴香，縮砂，良姜の4つの生薬はツムラ保険適用漢方内服エキス剤128種類で考えると，安中散⑤にのみ含まれています。私には不思議です。薬効が素晴らしい生薬なら，なぜ他の漢方薬には含まれていないのでしょう。たったひとつの漢方薬に使用されている生薬は愛おしい。そんなに大切なのでしょう。それを抜いてどれほど有効性が違うのかを確かめてみたいものです。以下に，ツムラ保険適用漢方内服エキス剤において，ひとつの漢方薬にだけ使われている生薬を並べます。生薬の隣は，それを含む漢方薬です。

【ひとつの漢方薬にだけ使われている生薬】

生薬	漢方薬	生薬	漢方薬	生薬	漢方薬
茴香	安中散⑤	縮砂	安中散⑤	独活	十味敗毒湯⑥
延胡索	安中散⑤	小麦	甘麦大棗湯㊷	杜仲	大防風湯㊼
艾葉	芎帰膠艾湯㊆	前胡	参蘇飲㊻	忍冬	治頭瘡一方㊾
何首烏	当帰飲子㊅	川骨	治打撲一方㊩	麦芽	半夏白朮天麻湯㊲
栝楼仁	柴陥湯㊂	蝉退	消風散㉒	浜防風	清上防風湯㊽
菊花	釣藤散㊼	蘇木	通導散⑮	百合	辛夷清肺湯⑭
胡麻	消風散㉒	茶葉	川芎茶調散⑭	枇杷葉	辛夷清肺湯⑭
山査子	啓脾湯⑱	天南星	二朮湯㊽	檳榔子	女神散㊆
蒺藜子	当帰飲子㊅	天麻	半夏白朮天麻湯㊲	良姜	安中散⑤
炙甘草	炙甘草湯㊽	冬瓜子	大黄牡丹皮湯㉝	和羌活	二朮湯㊽

07 胃酸過多（胸やけ・溜飲）

Point① ▶ 胃の出口が狭い感じのような症状には，まず茯苓飲㉙です。
Point② ▶ 半夏瀉心湯⑭や六君子湯㊸は万能の胃薬です。
Point③ ▶ 柴胡剤でも胃がすっきりすることがありますよ。

基本となる西洋薬

H₂受容体拮抗薬／プロトンポンプ阻害薬（proton pump inhibitor：PPI）など

一手 まずこれをためしてみよう

大人 がっちり	女性
茯苓飲㉙ 保	茯苓飲㉙ 保

大人 中肉中背	高齢者
茯苓飲㉙ 保	茯苓飲㉙ 保

大人 虚弱	子ども
茯苓飲㉙ 保	茯苓飲㉙ 保

二手 うまくいかないときは……

大人 がっちり	女性
半夏瀉心湯⑭ 保	六君子湯㊸

大人 中肉中背	高齢者
半夏瀉心湯⑭ 保	六君子湯㊸

大人 虚弱	子ども
りっくんしとう 六君子湯 �43	しょうけんちゅうとう 小建中湯 �99

三手 それでもうまくいかないときは……

大人 がっちり	女性
だいさいことう 大柴胡湯 ⑧ 保	さいこけいしかんきょうとう 柴胡桂枝乾姜湯 ⑪

大人 中肉中背	高齢者
しぎゃくさん 四逆散 ㉟ 保	さいこけいしかんきょうとう 柴胡桂枝乾姜湯 ⑪

大人 虚弱	子ども
さいこけいしとう 柴胡桂枝湯 ⑩	しょうさいことう 小柴胡湯 ⑨

注 柴胡桂枝乾姜湯⑪は柴胡，黄芩，栝楼根，桂皮，牡蛎，乾姜，甘草の7つの生薬からなる漢方薬で，乾姜を含む唯一の柴胡剤です。そして栝楼根を含みます。栝楼根は柴胡桂枝乾姜湯⑪のほかは，柴胡清肝湯⑧にのみ含まれています。

MEMO ツムラ保険適用漢方内服エキス剤128種類で，2つの漢方薬にだけ使われている生薬は以下の通りです。生薬の隣は，それを含む漢方薬です。

【2つの漢方薬にだけ使われている生薬】

生薬	漢方薬	生薬	漢方薬
威霊仙	疎経活血湯㉝，二朮湯㊽	桑白皮	清肺湯�90，五虎湯�95
茵蔯蒿	茵蔯五苓散⑰，茵蔯蒿湯㉟	竹筎	清肺湯�90，竹筎温胆湯�91
栝楼根	胡桂枝乾姜湯⑪，柴胡清肝湯⑧	丁子	女神散㊼，治打撲一方㊽
苦参	消風散㉒，三物黄芩湯�121	天門冬	清肺湯�90，滋陰降火湯㊽
紅花	治頭瘡一方㊾，通導散㊻	貝母	清肺湯�90，滋陰至宝湯㊽
粳米	麦門冬湯㉙，白虎加人参湯㉞	樸樕	十味敗毒湯⑥，治打撲一方㊽
牛蒡子	消風散㉒，柴胡清肝湯⑧	竜眼肉	帰脾湯㊥，加味帰脾湯㊫
山椒	大建中湯⑩，当帰湯㊂	竜骨	柴胡加竜骨牡蛎湯⑫，桂枝加竜骨牡蛎湯⑳
地骨皮	滋陰至宝湯㊽，清心蓮子飲⑪		
辛夷	葛根湯加川芎辛夷②，辛夷清肺湯⑩	蓮肉	清心蓮子飲⑪，啓脾湯⑱

08 悪心・嘔吐

Point① ▶ 悪心・嘔吐にはまず五苓散⑰です．大人から子どもまでみんな五苓散⑰を使用してみます．

Point② ▶ 大柴胡湯⑧の保険病名に嘔吐がありますね．一見不思議ですが，そこが漢方の魅力です．

Point③ ▶ 小半夏加茯苓湯㉑はつわりの特効薬と言われ，冷やして，吐きながらも内服を続けると効いていきます．しかし，点滴がある現代は，そんな無理をせず，禁飲食で点滴するほうが楽ですね．

基本となる西洋薬

プリンペラン®／ナウゼリン®など

一手　まずこれをためしてみよう

大人 がっちり
五苓散⑰ 保

女性
五苓散⑰ 保

大人 中肉中背
五苓散⑰ 保

高齢者
五苓散⑰ 保

大人 虚弱
五苓散⑰ 保

子ども
五苓散⑰ 保

二手 うまくいかないときは……

大人 がっちり
大柴胡湯（だいさいことう）⑧ 保

女性
小半夏加茯苓湯（しょうはんげかぶくりょうとう）㉑ 保

大人 中肉中背
二陳湯（にちんとう）㊶ 保

高齢者
六君子湯（りっくんしとう）㊸ 保

大人 虚弱
呉茱萸湯（ごしゅゆとう）㉛ 保

子ども
柴苓湯（さいれいとう）⑭

三手 それでもうまくいかないときは……

だれにでも
茵蔯五苓散（いんちんごれいさん）⑰ 保

大人 虚弱
四君子湯（しくんしとう）㊂ 保

注 五苓散⑰を丸ごと含んでいる漢方薬は，五苓散⑰に小柴胡湯⑨を加えた柴苓湯⑭，五苓散⑰に茵蔯蒿を加えた茵蔯五苓散⑰，五苓散⑰に平胃散㊾を加えたような（白朮も加える）胃苓湯⑮があります。

注 五苓散⑰は，沢瀉，蒼朮，猪苓，茯苓，そして桂皮の5種類の生薬から構成される漢方薬です。桂皮以外は利水作用を持つ代表的生薬ですね。実は，この沢瀉，蒼朮，猪苓，茯苓の4つを含む漢方薬はすべて五苓散⑰関連処方なのです。つまり五苓散⑰以外は，柴苓湯⑭，胃苓湯⑮，茵蔯五苓散⑰です。

注 小半夏加茯苓湯㉑は半夏＋茯苓＋生姜で，つわりの聖薬です。半夏はサトイモ科の多年草であるカラスビシャクの根です。カラスビシャクは畑の雑草で，その根はいかにもおへそをくりぬいたような形をしているので「へそくり」という別名がありました。これがつわりに効いたのですね。そこで，これを薬屋に持っていき，自分だけのお金を作ったのです。これが「へそくり」の語源のひとつとして言われています。

09 二日酔い

Point① ▶ 顔がむくんで，オシッコが出ない，のどが渇くといった状態は五苓散⑰が有効な可能性がある典型的症状です。

Point② ▶ 黄連を含む漢方薬は二日酔いに有効なこともあります。

Point③ ▶ 茵蔯蒿＋五苓散⑰＝茵蔯五苓散⑰が著効する患者さんもいます。

基本となる西洋薬

プリンペラン®/ビオフェルミン®など

一手 まずこれをためしてみよう

大人 がっちり
五苓散⑰ 保

大人 中肉中背
五苓散⑰ 保

大人 虚弱
五苓散⑰ 保

女性
五苓散⑰ 保

高齢者
五苓散⑰ 保

子ども
なし

二手 うまくいかないときは……

大人 がっちり
半夏瀉心湯⑭ 保

大人 中肉中背
黄連解毒湯⑮

女性
黄連湯⑫⓪ 保

高齢者
黄連湯⑫⓪ 保

大人 虚弱	子ども
黄連湯⑳保	なし

三手 それでもうまくいかないときは……

大人 がっちり	女性
茵蔯五苓散⑰保	茵蔯五苓散⑰保

大人 中肉中背	高齢者
茵蔯五苓散⑰保	茵蔯五苓散⑰保

大人 虚弱	子ども
茵蔯五苓散⑰保	なし

注 五苓散⑰は沢瀉，蒼朮，猪苓，茯苓，桂皮から構成され，水のアンバランスを治すと言われる利水剤の代表です。是非覚えましょう。利水作用を有する生薬である茯苓，蒼朮，白朮，沢瀉，猪苓，半夏，防已などを2つ以上含むと利水剤と考えると最初は簡単です。利水効果のある漢方薬は五苓散⑰の他，小青竜湯⑲，防已黄耆湯⑳，当帰芍薬散㉓，半夏白朮天麻湯㊲，苓桂朮甘湯㊴，猪苓湯㊵，六君子湯㊸などです。むくみも，痰も，嘔吐も水のアンバランスと考えましょう。利水剤で治る状態が水毒と理解すれば，処方選択と仮想病理概念が結びつきます。

注 利水剤を理解することは簡単なようで難しい。私は，清水藤太郎先生の著作『薬局の漢方』（南山堂）を愛用し，そこからたくさんのヒントをもらっています。清水先生は広義の利水剤を，「尿量が増えて水のアンバランスを改善する狭義の利水剤」「尿量の変化は少なく水のアンバランスを改善する駆水剤」，そして「鎮咳・去痰剤」の3種類に分けています。狭義の利水作用がある生薬は，白朮，そして五苓散⑰の構成生薬である沢瀉，蒼朮，猪苓，茯苓。駆水作用がある生薬は，陳皮，半夏，黄耆，防已，薏苡仁などです。そして鎮咳・去痰作用がある生薬は桔梗，五味子，細辛，杏仁，麻黄などと考えるとわかりやすいです。

10 慢性腸炎・慢性下痢（しぶり腹）

Point① ▶ 子どもにはとにかく五苓散⑰とお話ししました。それと同じように高齢者には真武湯㉚が幅広く有効です。高齢者で困れば真武湯㉚ですね。

Point② ▶ 真武湯㉚を慢性の下痢に使用するときは，舌が火傷しそうなほどアツアツにしたお湯で内服します。これを熱服と言います。通常は温かめのお湯ぐらいですので温服と言います。

基本となる西洋薬

ビオフェルミン®／ロペミン®など

一手 まずこれをためしてみよう

- 大人 がっちり：半夏瀉心湯⑭保
- 大人 中肉中背：半夏瀉心湯⑭保
- 大人 虚弱：半夏瀉心湯⑭保
- 女性：半夏瀉心湯⑭保
- 高齢者：真武湯㉚保
- 子ども：五苓散⑰保

二手 うまくいかないときは……

- 大人 がっちり：桂枝加芍薬大黄湯⑭保
- 女性：桂枝加芍薬湯㉖保

大人 [中肉中背]
桂枝加芍薬湯（けいしかしゃくやくとう）(60) [保]

高齢者
四君子湯（しくんしとう）(75) [保]

大人 [虚弱]
小建中湯（しょうけんちゅうとう）(99) [保]

子ども
小建中湯（しょうけんちゅうとう）(99) [保]

三手 それでもうまくいかないときは……

だれにでも
柴苓湯（さいれいとう）(114) [保]

だれにでも
啓脾湯（けいひとう）(128) [保]

だれにでも
猪苓湯（ちょれいとう）(40) [保]

大人 [虚弱]
清暑益気湯（せいしょえっきとう）(136) [保]

注

真武湯（しんぶとう）(30)は高齢者の症状に幅広く有効です。高齢者が何か不調を訴えて，漢方薬が思いつかないときには是非使用して下さい。真武湯（しんぶとう）(30)の保険病名には，胃腸疾患，胃腸虚弱症，慢性腸炎，消化不良，胃アトニー症，胃下垂症，ネフローゼ，腹膜炎，脳溢血，脊髄疾患による運動並びに知覚麻痺，神経衰弱，高血圧症，心臓弁膜症，心不全で心悸亢進，半身不随，リウマチ，老人性瘙痒症とたくさん並んでいます。本当かなと思うものもありますが，それぐらい幅広く有効なことがあるということです。

MEMO

附子（ぶし）含有の漢方薬は覚えましょう。附子（ぶし）は熱薬（温める薬）ですので，お年寄りや若くても冷え症の人などに著効します。牛車腎気丸（ごしゃじんきがん）(107)と八味地黄丸（はちみじおうがん）(7)がともに使用可能なときは，附子（ぶし）の量が多い牛車腎気丸（ごしゃじんきがん）(107)を私は使用しています。附子（ぶし）はトリカブトですよ。四谷怪談でお岩さんが飲まされた毒です。

【附子（ぶし）含有漢方薬】

1日量　1g	大防風湯（だいぼうふうとう）(97)，牛車腎気丸（ごしゃじんきがん）(107)，麻黄附子細辛湯（まおうぶしさいしんとう）(127)
1日量0.5g	八味地黄丸（はちみじおうがん）(7)，桂枝加朮附湯（けいしかじゅつぶとう）(18)，真武湯（しんぶとう）(30)

11 慢性腹痛（過敏性腸症候群）

Point① ▶ 過敏性腸症候群のファーストチョイスは桂枝加芍薬湯㊿です。西洋薬との併用で威力を発揮します。

Point② ▶ 確定診断ができない頃の知恵が漢方ですので，漢方の病名はすべて，○○もどき，○○様症状と幅広く考えましょう。過敏性腸症候群も慢性腹痛も同じですね。

Point③ ▶ 子どもの腹痛にはやっぱりまず五苓散⑰です。

基本となる西洋薬

ブスコパン®／トランコロン®／コロネル®／イリボー® など

一手　まずこれをためしてみよう

- 大人 がっちり：桂枝加芍薬湯㊿ 保
- 大人 中肉中背：桂枝加芍薬湯㊿ 保
- 大人 虚弱：桂枝加芍薬湯㊿ 保
- 女性：桂枝加芍薬湯㊿ 保
- 高齢者：桂枝加芍薬湯㊿ 保
- 子ども：五苓散⑰

二手　うまくいかないときは……

- 大人 がっちり：半夏瀉心湯⑭
- 女性：大建中湯⑩⓪ 保

大人 [中肉中背]
半夏瀉心湯(14)

高齢者
大建中湯(100)[保]

大人 [虚弱]
大建中湯(100)[保]

子ども
小建中湯(99)

三手 それでもうまくいかないときは……

だれにでも
胃苓湯(115)[保]

だれにでも
当帰湯(102)[保]

注

桂枝湯(45)の芍薬4gを6gに増量したものが桂枝加芍薬湯(60)です。芍薬を増量するとかぜ薬がお腹の薬に変化します。漢方は生薬のバランスであることを実感する例です。芍薬以外の生薬では2～3倍のバランス変化があっても通常は問題ありません。

MEMO

芍薬は駆瘀血作用を有する生薬で，筋肉の緊張をゆるめます。

【芍薬含有漢方薬】

1日量 6g	桂枝加芍薬湯(60)，芍薬甘草湯(68)，黄耆建中湯(98)，小建中湯(99)，桂枝加芍薬大黄湯(134)
1日量 5g	当帰建中湯(123)
1日量 4g	桂枝加朮附湯(18)，当帰芍薬散(23)，桂枝加竜骨牡蛎湯(26)，四逆散(35)，桂枝湯(45)，七物降下湯(46)，芎帰膠艾湯(77)，桂枝茯苓丸加薏苡仁(125)
1日量 3g	大柴胡湯(8)，小青竜湯(19)，加味逍遙散(24)，桂枝茯苓丸(25)，真武湯(30)，当帰四逆加呉茱萸生姜湯(38)，十全大補湯(48)，薏苡仁湯(52)，温清飲(57)，四物湯(71)，当帰飲子(86)，滋陰至宝湯(92)，大防風湯(97)，升麻葛根湯(101)，当帰湯(102)，猪苓湯合四物湯(112)，排膿散及湯(122)
1日量 2.5g	疎経活血湯(53)，滋陰降火湯(93)
1日量 2g	葛根湯(1)，葛根湯加川芎辛夷(2)，柴胡桂枝湯(10)，五淋散(56)，温経湯(106)，人参養栄湯(108)，麻子仁丸(126)
1日量 1.5g	荊芥連翹湯(50)，柴胡清肝湯(80)
1日量 1.2g	防風通聖散(62)
1日量 1g	五積散(63)

12 食欲不振

Point①▶ 食欲不振にはまず六君子湯㊸です。しかし，がっちりタイプでは大柴胡湯⑧が有効なことがあります。面白いですね。

Point②▶ 漢方薬にはレスポンダーとノンレスポンダーがあります。ですから，最初はちょっと戸惑います。当たるも八卦当たらぬも八卦といったところです。最初から当てようと思わずに，西洋医学だけでは困っている患者さんと一緒に適切な漢方薬を探すという立ち位置で臨めば楽ですよ。

基本となる西洋薬

アコファイド®など

一手 まずこれをためしてみよう

大人（がっちり） 大柴胡湯⑧ 保

大人（中肉中背） 六君子湯㊸ 保

大人（虚弱） 六君子湯㊸ 保

女性 六君子湯㊸ 保

高齢者 六君子湯㊸ 保

子ども 五苓散⑰

二手 うまくいかないときは……

大人（がっちり） 六君子湯㊸ 保

女性 人参養栄湯⑱ 保

大人 中肉中背
補中益気湯㊶ 保

高齢者
十全大補湯㊽ 保

大人 虚弱
補中益気湯㊶ 保

子ども
小建中湯㉙

三手 それでもうまくいかないときは……

だれにでも
清暑益気湯⑯ 保

注 大柴胡湯⑧（実証向け）と六君子湯㊸（虚証向け）というまったく正反対のものが，がっちりタイプには配置されています。漢方では薬が効かないときに，虚実を間違えていないかということが昔から言われています。効かないときは実証と思っても虚証の薬，虚証と思っても実証の薬をトライしてみるという知恵ですね。

MEMO 生姜は消化機能を助け，吐き気止めでもあります。
【生姜含有漢方薬】

1日量 2g	葛根湯①
1日量 1.5g	小半夏加茯苓湯㉑，桂枝加竜骨牡蛎湯㉖，真武湯㉚，呉茱萸湯㉛，桂枝湯㊺，胃苓湯⑮
1日量 1g	葛根湯加川芎辛夷②，十味敗毒湯⑥，大柴胡湯⑧，小柴胡湯⑨，柴胡桂枝湯⑩，柴胡加竜骨牡蛎湯⑫，半夏厚朴湯⑯，桂枝加朮附湯⑱，防已黄耆湯⑳，加味逍遙散㉔，越婢加朮湯㉘，当帰四逆加呉茱萸生姜湯㊳，釣藤散㊼，桂枝加芍薬湯㊿，五積散㊿，炙甘草湯㊿，帰脾湯㊿，茯苓飲㊿，香蘇散㊿，柴陥湯㊿，四君子湯㊿，二陳湯㊿，二朮湯㊿，清肺湯㊿，竹茹温胆湯㊿，柴朴湯㊿，黄耆建中湯㊿，小建中湯㊿，温経湯⑯，小柴胡湯加桔梗石膏⑯，柴苓湯⑯，茯苓飲合半夏厚朴湯⑯，排膿散及湯⑯，当帰建中湯⑯，桂枝加芍薬大黄湯⑯，加味帰脾湯⑯
1日量 0.5g	半夏白朮天麻湯㊲，補中益気湯㊶，六君子湯㊸，疎経活血湯㊻，参蘇飲⑯，平胃散⑯，升麻葛根湯⑯
1日量 0.3g	防風通聖散㊲

13 便秘

Point① ▶ 便秘は西洋薬よりも漢方薬で治してみましょう。いろいろな訴えが改善することを経験できます。

Point② ▶ 基本的に漢方の下剤には大黄が含まれています。大黄には瀉下作用の他，鎮静作用，静菌作用，駆瘀血作用などがあります。つまり便秘以外にもいろいろ治せるということです。また，漢方薬は生薬の足し算ですので，大黄以外にもいろいろな生薬が含まれています。ですから，益々いろいろな症状が治りうるのです。

基本となる西洋薬

マグミット®／センノサイド®／ラキソベロン®／ミヤBM®／ビオスリー®など

一手 まずこれをためしてみよう

大人 がっちり
麻子仁丸 ⑫⑥ 保

女性
麻子仁丸 ⑫⑥ 保

大人 中肉中背
麻子仁丸 ⑫⑥ 保

高齢者
麻子仁丸 ⑫⑥ 保

大人 虚弱
麻子仁丸 ⑫⑥ 保

子ども
小柴胡湯 ⑨

二手 うまくいかないときは……

大人 がっちり
大承気湯 ⑬⑬ 保

女性
桃核承気湯 ㊿ 保

大人 中肉中背	高齢者
調胃承気湯⑭保	桂枝加芍薬大黄湯⑬㊞保

大人 虚弱	子ども
潤腸湯㊿保	大建中湯⑩

三手 それでもうまくいかないときは……

がっちり～中肉中背	がっちり～中肉中背
防風通聖散㉖保	通導散⑩⑤保

がっちり～中肉中背
三黄瀉心湯⑬保

注 大黄と芒硝を含む漢方薬は通常，承気湯類と呼ばれます。大黄と芒硝を含む漢方薬で，「承気湯」の字が付くものは，桃核承気湯㉖，調胃承気湯⑭，大承気湯⑬です。大黄と芒硝を含んで「承気湯」の字がない漢方薬は，大黄牡丹皮湯㉝，防風通聖散㉖，通導散⑩⑤です。

MEMO 大黄含有漢方薬は覚えましょう。麻子仁丸⑫は結構大黄の量が多いことがわかります。大黄甘草湯㊹は大黄と甘草の2種類の生薬なので，漫然と使用すると耐性ができます。頓服的に使用するイメージです。

【大黄含有漢方薬】

1日量 4g	大黄甘草湯㊹，麻子仁丸⑫
1日量 3g	桃核承気湯㉖，通導散⑩⑤，三黄瀉心湯⑬
1日量 2g	大黄牡丹皮湯㉝，潤腸湯㊿，調胃承気湯⑭，大承気湯⑬，桂枝加芍薬大黄湯⑬
1日量 1.5g	防風通聖散㉖
1日量 1g	大柴胡湯⑧，治打撲一方㉘⑨，茵蔯蒿湯⑬⑤，
1日量 0.5g	乙字湯③，治頭瘡一方㊾

14 黄疸・肝炎

Point ▶ 茵蔯蒿湯⑬は黄疸の聖薬です。まずこれを使用すべきとも思われますが、大黄が含まれているので、少々使いにくい面があります。よって、まずは補中益気湯㊶と茵蔯五苓散⑰でトライです。補中益気湯㊶には柴胡が含まれています。その後は茵蔯蒿湯⑬と柴胡と黄芩を含む漢方薬を併用します。

基本となる西洋薬

ウルソ®／強力ネオミノファーゲンシー®／インターフェロン製剤など

一手 まずこれをためしてみよう

大人 がっちり
補中益気湯㊶＋茵蔯五苓散⑰

大人 中肉中背
補中益気湯㊶＋茵蔯五苓散⑰

大人 虚弱
補中益気湯㊶＋茵蔯五苓散⑰

女性
補中益気湯㊶＋茵蔯五苓散⑰

高齢者
補中益気湯㊶＋茵蔯五苓散⑰

子ども
補中益気湯㊶＋茵蔯五苓散⑰

二手 うまくいかないときは……

大人 がっちり
大柴胡湯⑧保＋茵蔯蒿湯⑬保

大人 中肉中背
小柴胡湯⑨＋茵蔯蒿湯⑬保

女性
小柴胡湯⑨＋茵蔯蒿湯⑬保

高齢者
柴胡桂枝乾姜湯⑪＋茵蔯蒿湯⑬保

大人 虚弱

柴胡桂枝乾姜湯⑪＋茵蔯蒿湯(135)保

子ども

小柴胡湯⑨＋茵蔯蒿湯(135)保

注

柴胡には消炎作用，鎮静作用，軽い瀉下作用，安眠作用などがあり，幅広く使用できます。柴胡の作用を強めるために黄芩がしばしば併用され，その場合は通常「柴」と言う字を含みます。柴胡と黄芩を含む漢方薬は，大柴胡湯⑧，小柴胡湯⑨，柴胡桂枝湯⑩，柴胡桂枝乾姜湯⑪，柴胡加竜骨牡蛎湯⑫，柴陥湯(73)，柴胡清肝湯(80)，柴朴湯(96)，小柴胡湯加桔梗石膏(109)，柴苓湯(114)，乙字湯③，荊芥連翹湯㊿です。つまり柴胡と黄芩を含むが「柴」の字を含まない漢方薬は最後の2つです。ちなみに小柴胡湯⑨＋小陥胸湯＝柴陥湯(73)，小柴胡湯⑨＋半夏厚朴湯⑯＝柴朴湯(96)，小柴胡湯⑨＋五苓散⑰＝柴苓湯(114)，小柴胡湯⑨＋桂枝湯㊺＝柴胡桂枝湯⑩です。

MEMO

柴胡は小陽病期（こじれた状態，亜急性期～慢性期）の大切な生薬です。

【柴胡含有漢方薬】

1日量　7g	小柴胡湯⑨，柴朴湯(96)，小柴胡湯加桔梗石膏(109)，柴苓湯(114)
1日量　6g	大柴胡湯⑧，柴胡桂枝乾姜湯⑪
1日量　5g	乙字湯③，柴胡桂枝湯⑩，柴胡加竜骨牡蛎湯⑫，四逆散㉟，柴陥湯(73)
1日量　3g	十味敗毒湯⑥，加味逍遙散㉔，竹筎温胆湯(91)，滋陰至宝湯(92)，加味帰脾湯(137)
1日量　2g	補中益気湯㊶，抑肝散(54)，柴胡清肝湯(80)，抑肝散加陳皮半夏(83)，神秘湯(85)
1日量1.5g	荊芥連翹湯㊿

診療のヒント

漢方薬でこんなことを治したといった報告は楽しいものです。しかし，それは西洋医学的治療で限界があった場合です。西洋医学的治療を行わずに，漢方が効いたと言われても，西洋薬ではもっと簡単に治ったのではと思ってしまいます。西洋医学は直球，漢方は変化球。変化球だけで偉大な投手というのは稀ですよね。

15 痔疾患

Point① まず乙字湯(おつじとう)③です。しかし，乙字湯(おつじとう)③には大黄(だいおう)が含まれていますので，下痢をするときには大黄(だいおう)を含まない桂枝茯苓丸(けいしぶくりょうがん)㉕や補中益気湯(ほちゅうえっきとう)㊶，黄耆建中湯(おうぎけんちゅうとう)(98)などを使用します。

Point② また排膿散及湯(はいのうさんきゅうとう)(122)は乳児の肛門周囲膿瘍で有用と言われています。

基本となる西洋薬

ポステリザン®など

一手 まずこれをためしてみよう

大人 がっちり
乙字湯(おつじとう)③ 保

女性
乙字湯(おつじとう)③ 保

大人 中肉中背
乙字湯(おつじとう)③ 保

高齢者
乙字湯(おつじとう)③ 保

大人 虚弱
乙字湯(おつじとう)③ 保

子ども
乙字湯(おつじとう)③ 保

二手 うまくいかないときは……

大人 がっちり
大柴胡湯(だいさいことう)⑧ 保

女性（妊娠中）
当帰芍薬散(とうきしゃくやくさん)㉓ 保

大人 中肉中背
桂枝茯苓丸(けいしぶくりょうがん)㉕ 保

高齢者
当帰建中湯(とうきけんちゅうとう)(123) 保

大人 虚弱
補中益気湯㊶ 保

子ども
排膿散及湯(122)

三手 それでもうまくいかないときは……

大人 がっちり
大黄牡丹皮湯㉝ 保

注 昔は痔疾患は，「古血の溜まり」，つまり瘀血と思っていました。乙字湯③，桂枝茯苓丸㉕，当帰建中湯(123)などの駆瘀血剤が痔疾患の漢方薬としてたくさん並んでいます。また昔は，補中益気湯㊶の升麻は升提（持ち上げる）作用があると考えられていて，脱肛，直腸脱，子宮脱にも補中益気湯㊶を使用していたそうです。本当かどうかは試しに使ってみて下さい。私は痔疾患しか軽快症例の経験がありません。

注 保険適用漢方薬は約150種類ですが，その中で保険適用の漢方塗り薬には紫雲膏(501)があります。保険病名は火傷，痔核による疼痛，肛門裂傷ですが，広く皮膚疾患にも有効です。豚脂が入っているのでベタベタ感があり，また紫根の紫色が少々気になりますが，とても有効なことが多々あります。

MEMO 黄芩は抗炎症作用があり，柴胡や黄連と組み合わされることが多いです。黄芩はコガネバナの根で，漢方の稀な副作用である間質性肺炎の原因ではないかと注目されています。

【黄芩含有漢方薬】

1日量 3g	乙字湯③，大柴胡湯⑧，小柴胡湯⑨，柴胡桂枝乾姜湯⑪，黄連解毒湯⑮，五淋散(56)，柴陥湯(73)，竜胆瀉肝湯(76)，柴朴湯(96)，辛夷清肺湯(104)，小柴胡湯加桔梗石膏(109)，清心蓮子飲(111)，三黄瀉心湯(113)，柴苓湯(114)，三物黄芩湯(121)
1日量2.5g	柴胡加竜骨牡蛎湯⑫，半夏瀉心湯⑭，清上防風湯(58)，二朮湯(88)
1日量 2g	柴胡桂枝湯⑩，潤腸湯(51)，防風通聖散(62)，女神散(67)，清肺湯(90)
1日量1.5g	荊芥連翹湯㊿，温清飲(57)，柴胡清肝湯(80)

16 かぜに罹りたくない

Point① ▶ 漢方薬は生薬の足し算です。生薬にもいろいろな成分が含有されています。ですから，乱暴な言い方をすれば，「何でも治る可能性」があります。そこが西洋薬にない魅力のひとつです。

Point② ▶ その魅力の延長として，どんな漢方薬でも長く内服しているとかぜに罹りにくくなったという印象を持ちます。そしてかぜに罹りたくないのであれば，漢方薬の中でも，気力・体力をつける人参(にんじん)と黄耆(おうぎ)を含む参耆剤(じんぎざい)が有益です。

Point③ ▶ 参耆剤(じんぎざい)の王様は補中益気湯(ほちゅうえっきとう)㊶と十全大補湯(じゅうぜんたいほとう)㊽です。

基本となる西洋薬

なし

一手 まずこれをためしてみよう

大人 がっちり
補中益気湯(ほちゅうえっきとう)㊶

女性
補中益気湯(ほちゅうえっきとう)㊶

大人 中肉中背
補中益気湯(ほちゅうえっきとう)㊶

高齢者
補中益気湯(ほちゅうえっきとう)㊶

大人 虚弱
補中益気湯(ほちゅうえっきとう)㊶

子ども
小建中湯(しょうけんちゅうとう)99

二手 うまくいかないときは……

大人 がっちり
だいさいことう
大柴胡湯 ⑧

女性
さいこけいしかんきょうとう
柴胡桂枝乾姜湯 ⑪

大人 中肉中背
しょうさいことう
小柴胡湯 ⑨

高齢者
じゅうぜんたいほとう
十全大補湯 ㊽

大人 虚弱
さいこけいしとう
柴胡桂枝湯 ⑩

子ども
しょうさいことう
小柴胡湯 ⑨

三手 それでもうまくいかないときは……

だれにでも
さいこけいしとう
柴胡桂枝湯 ⑩

だれにでも
どんな漢方薬でも（長く内服）

注 参耆剤は，頻用順に補中益気湯㊶，十全大補湯㊽，半夏白朮天麻湯㊲，大防風湯�97，加味帰脾湯⑬⑦，人参養栄湯⑩⑧，当帰湯⑩②，清心蓮子飲⑪①，帰脾湯�65，清暑益気湯⑬⑥です。また地黄を含む参耆剤は十全大補湯㊽，大防風湯�97と人参養栄湯⑩⑧で，地黄は稀に胃に障ります。

注 ツムラ保険適用漢方薬は129種類です。その中の約半数の原典は傷寒論です。広義の傷寒論は，「急性発熱性疾患を論じた狭義の傷寒論」と「その他の慢性病を論じた金匱要略」に分けられます。傷寒論は約1800年前のものです。そこに記載されている分量を今でも使用しています。参耆剤の原典は傷寒論ではありません。傷寒論の時代に参耆剤的なイメージで使用した薬は小建中湯�91や大建中湯⑩⓪，黄耆建中湯�98などの建中湯類と思われます。さらに1800年前の植物が現在とまったく同じであると考えるほうが無理があり，今使用されている漢方薬が実は昔の漢方薬とは異なっている可能性も否定できません。しかし，漢方薬は脈々と使用し続けられ，そして有効であるからこそ滅びていないのです。私たち西洋医にとっては，現在使用している保険適用漢方薬が西洋医学で治らない症状や訴えに有効であれば，また漢方薬が西洋医学の薬よりも有益なことがあればそれでよいのです。

17 かぜの初期

Point①▶ 漢方に興味を持ったら，まず自分自身と家族のかぜに使用しましょう。かぜに対する考え方は，まず初期消火です。かぜかなと思ったら飲むのです。西洋薬とは異なり眠気などは生じませんので仕事の能率が落ちることはありません。そして目標はじわーっと汗をかく（漢方用語では微似汗（びじかん））ことです。

Point②▶ 汗が出なくてもダメ，汗の出過ぎもダメです。また麻黄（まおう）含有漢方薬による不快な作用であるドキドキやムカムカもダメですね。

Point③▶ 麻黄（まおう）にはエフェドリンが含まれていますので，その交感神経刺激作用が不快に感じる人がいます。

基本となる西洋薬

PL®顆粒／メジコン®／ムコソルバン®／トランサミン®／カロナール®など

一手　まずこれをためしてみよう

大人 [がっちり]
麻黄湯（まおうとう）27 [保]

女性
桂枝湯（けいしとう）45 [保]

大人 [中肉中背]
葛根湯（かっこんとう）1 [保]

高齢者
香蘇散（こうそさん）70 [保]

大人 [虚弱]
麻黄附子細辛湯（まおうぶしさいしんとう）127 [保]

子ども
麻黄湯（まおうとう）27 [保]

二手 汗をかいたら

大人 がっちり
柴胡桂枝湯⑩[保]

女性
柴胡桂枝湯⑩[保]

大人 中肉中背
柴胡桂枝湯⑩[保]

高齢者
参蘇飲66[保]

大人 虚弱
桂枝湯45[保]＋麻黄附子細辛湯127[保]

子ども
柴胡桂枝湯⑩[保]

三手 長引いたら

大人 よほどの虚弱
補中益気湯41[保]

よほどの虚弱以外
補中益気湯41[保]＋麻黄附子細辛湯127[保]

[注] 麻黄が飲める人が実証，飲めない人が虚証とまず考えるのがわかりやすいですし，処方選択の助けになります。おおむね筋肉量が多い人は実証で，華奢な人や水太りの人は虚証です。また，麻黄含有漢方薬は覚えておきましょう。そして「麻」という字が含まれていないものの，麻黄を含む漢方薬は，葛根湯①，葛根湯加川芎辛夷②，小青竜湯⑲，越婢加朮湯28，薏苡仁湯52，防風通聖散62，五積散63，神秘湯85，五虎湯95です。なお，升麻葛根湯101は「麻」という字がありますが，升麻ですので麻黄ではありません。

MEMO 麻黄は解熱，鎮痛，鎮咳の作用があります。

【麻黄含有漢方薬】

1日量　6g	越婢加朮湯28
1日量　5g	麻黄湯27，神秘湯85
1日量　4g	薏苡仁湯52，麻杏甘石湯55，麻杏薏甘湯78，五虎湯95，麻黄附子細辛湯127
1日量　3g	葛根湯①，葛根湯加川芎辛夷②，小青竜湯⑲
1日量1.2g	防風通聖散62
1日量　1g	五積散63

18 インフルエンザ

Point ▶ インフルエンザという概念は漢方にはありません。急性発熱性疾患の症状が激しいものとでも理解していたのでしょう。漢方での対処方法を覚えると，よほどの激烈なインフルエンザ以外は漢方単独で対応可能です。

基本となる西洋薬

タミフル®／リレンザ®／イナビル®など

一手　まずこれをためしてみよう

大人 がっちり
麻黄湯㉗ 保

大人 中肉中背
麻黄湯㉗ 保

大人 虚弱
麻黄湯㉗ 保

女性
麻黄湯㉗ 保

高齢者
麻黄湯㉗ 保

子ども
麻黄湯㉗ 保

二手　汗をかいたら

大人 がっちり
竹筎温胆湯㉛ 保

大人 中肉中背
竹筎温胆湯㉛ 保

女性
竹筎温胆湯㉛ 保

高齢者
竹筎温胆湯㉛ 保

大人 虚弱
竹茹温胆湯(91)保

子ども
竹茹温胆湯(91)保

三手 長引いたら

だれにでも
柴胡桂枝湯⑩

注 インフルエンザには麻黄湯㉗です。通常は麻黄含有漢方薬が飲めないような華奢な人（虚証）も，高熱や関節痛などの激烈なインフルエンザ症状があれば，麻黄の内服が1～2日は可能です。つまり，一時的に実証になっていると考えれば理解しやすいですね。

注 柴胡桂枝湯⑩は発熱性疾患で汗が出た後に処方します。通常，かぜ薬を希望する患者さんは発熱してしばらくしてから来院しますので，そんな患者さんには柴胡桂枝湯⑩を処方すると喜ばれます。

注 麻黄湯㉗は麻黄，杏仁，甘草，桂皮です。麻杏甘石湯(55)は麻黄，杏仁，甘草，石膏です。つまり構成生薬はともに4種類で，3種類が共通です。麻黄湯㉗の桂皮を石膏に変えたものが麻杏甘石湯(55)です。石膏は冷やす作用があるので，急性発熱性疾患で汗を誘導して治療したいときには，通常石膏を含む漢方薬は使用しません。麻黄と石膏を含む漢方薬は，越婢加朮湯㉘，麻杏甘石湯(55)，防風通聖散(62)，五虎湯(95)です。

上達の法則
授業で，学生には，漢方をたくさん勉強するな，と言っています。漢方の有用性だけを話しています。学生には漢方の胡散臭さを払拭する機会がありません。それは臨床経験です。実際に漢方を使用できる環境になってから，漢方を勉強することが何より上達の法則です。机上の学問だけでは，胡散臭さが増大するだけです。

19 気管支炎

Point ▶ 気管支炎にごく少量の抗菌薬を長期使用することが有効との報告があるそうです。でも，抗菌薬を使用する前に漢方をトライすることも悪くない選択肢です。また，抗菌薬でうまくいかないときに漢方の使用という順番でもよいですね。

基本となる西洋薬

メジコン®／ムコソルバン®／トランサミン®／クラリス®など

一手 まずこれをためしてみよう

大人 がっちり
麻杏甘石湯（まきょうかんせきとう）(55)

女性
苓甘姜味辛夏仁湯（りょうかんきょうみしんげにんとう）(119) 保

大人 中肉中背
小青竜湯（しょうせいりゅうとう）⑲ 保

高齢者
麦門冬湯（ばくもんどうとう）㉙ 保

大人 虚弱
麻黄附子細辛湯（まおうぶしさいしんとう）(127) 保

子ども
五虎湯（ごことう）(95)

二手 長引いたら

大人 がっちり
麻杏甘石湯（まきょうかんせきとう）(55)＋大柴胡湯（だいさいことう）⑧

女性
苓甘姜味辛夏仁湯（りょうかんきょうみしんげにんとう）(119) 保＋
柴胡桂枝乾姜湯（さいこけいしかんきょうとう）⑪

大人 中肉中背
神秘湯（しんぴとう）(85) 保

高齢者
補中益気湯（ほちゅうえっきとう）㊶

大人 虚弱

麻黄附子細辛湯(127)保＋小柴胡湯⑨保

子ども

五虎湯(95)＋小柴胡湯⑨保

三手 それでもうまくいかないときは……

だれにでも

柴朴湯(96)保

だれにでも

小柴胡湯加桔梗石膏(109)

注 麻黄でドキドキ，ムカムカなどの不快な作用が出るような虚弱な人や高齢者には麻黄がない漢方薬で対処します。小青竜湯⑲の麻黄なしバージョンが苓甘姜味辛夏仁湯(119)です。また麻黄湯㉗に対して，麻黄剤で最も優しいものは麻黄附子細辛湯(127)です。麻黄が4g（1日量）も入っているのに飲みやすいところが漢方の面白いところです。どちらも番号に100を足すと虚弱な人用になりますね。小柴胡湯⑨の虚証バージョンは補中益気湯㊶とも言われます。

MEMO 杏仁はアンズの種の中の仁で，鎮咳去痰の効果があります。

【杏仁含有漢方薬】

1日量　5g	麻黄湯㉗
1日量　4g	麻杏甘石湯(55)，神秘湯(85)，五虎湯(95)，苓甘姜味辛夏仁湯(119)
1日量　3g	麻杏薏甘湯(78)
1日量　2g	潤腸湯(51)，清肺湯(90)，麻子仁丸(126)

上達の法則

エビデンスは必要です。それはひとつしか治療法を選べない場合や，失うものが多い場合です。25年前，私が一般外科医の頃，たくさんの乳癌の手術をしました。その頃は小さな乳癌でも乳腺全摘と大胸筋切除をしていました。それは定型的乳房切断術をすることで，不治の病である乳癌でも5年，10年の生存結果があったからです。その後の比較試験で定型的乳房切断術と縮小手術に差はありませんでした。そんなエビデンスをもとに，今どきは定型的乳房切断術は通常行われません。素晴らしい臨床研究です。では，漢方にそんな臨床研究が必要でしょうか。今の医学で治らない患者さんに，試しに保険適用漢方薬を使用して，効かなければまた次を試すという立ち位置です。それでよいではないですか。

20 喘息の併用に

Point ▶ 喘息にも漢方は有効です。漢方単独で対処することには反対ですが，漢方を併用すると喘息の頻度や程度が軽減します。体質改善と思って，気長に内服することが大切です。

基本となる西洋薬

アドエア®／パルミコート®／テオドール®など

発作時

大人 がっちり
麻杏甘石湯（まきょうかんせきとう）(55) 保

大人 中肉中背
麻杏甘石湯（まきょうかんせきとう）(55) 保

大人 虚弱
麻杏甘石湯（まきょうかんせきとう）(55) 保

女性
麻杏甘石湯（まきょうかんせきとう）(55) 保

高齢者
麻杏甘石湯（まきょうかんせきとう）(55) 保

子ども
五虎湯（ごことう）(95) 保

非発作時

大人 がっちり
麻杏甘石湯（まきょうかんせきとう）(55) 保＋大柴胡湯（だいさいことう）⑧

大人 中肉中背
小青竜湯（しょうせいりゅうとう）⑲ 保＋小柴胡湯（しょうさいことう）⑨

女性
苓甘姜味辛夏仁湯（りょうかんきょうみしんげにんとう）(119) 保

高齢者
苓甘姜味辛夏仁湯（りょうかんきょうみしんげにんとう）(119) 保

大人 虚弱
麦門冬湯㉙保＋小柴胡湯⑨

子ども
五虎湯(95)保＋小柴胡湯⑨

それでもうまくいかないときは……

だれにでも
柴朴湯(96)保

よほどの虚弱以外
神秘湯(85)保

注 急性期の咳を抑えるには何と言っても麻杏甘石湯(55)です。しかし麻黄剤ですので，虚弱な人への投与は注意しましょう。そんなときは麻黄を含まない麦門冬湯㉙や苓甘姜味辛夏仁湯(119)が頻用されます。

注 麻杏甘石湯(55)に桑白皮を加えた漢方薬が五虎湯(95)です。子どもに有用と言われています。こちらも麻黄剤です。漫然とした長期投与には気をつけましょう。

注 柴胡を含む漢方薬（柴胡剤）を加えるのは，漢方では少陽病期，つまり亜急性期から慢性期です。喘息の非発作時は慢性期ですから柴胡剤で対処するのは理にかなっています。神秘湯(85)は麻黄を含む柴胡剤という特殊な薬です。麻黄が入っているので虚証の人には不向きです。

MEMO 厚朴はホウノキの樹皮です。ホウノキの葉は朴葉味噌で有名ですよ。気を晴らす生薬で，お腹の疾患にもいろいろ効きます。

【厚朴含有漢方薬】

1日量　5g	大承気湯(133)
1日量　3g	半夏厚朴湯⑯，平胃散(79)，神秘湯(85)，柴朴湯(96)，当帰湯(102)，茯苓飲合半夏厚朴湯(116)
1日量2.5g	胃苓湯(115)
1日量　2g	潤腸湯(51)，通導散(105)，麻子仁丸(126)
1日量　1g	五積散(63)

21 ちょっとした咳と痰

Point ▶ 昔，結核を漢方で治すことはできませんでした。ストレプトマイシン（1952年ノーベル賞受賞）が登場したことでやっと結核の根治のきっかけとなったのだと思っています。しかし，それ以前には，結核による咳や痰などに漢方でも精一杯対応しました。そんな知恵をちょっとした咳や痰に使用すると有効です。

基本となる西洋薬

メジコン®/ムコソルバン®など

一手 まずこれをためしてみよう

大人 がっちり
麻杏甘石湯（まきょうかんせきとう）(55)

女性
半夏厚朴湯（はんげこうぼくとう）⑯保

大人 中肉中背
小青竜湯（しょうせいりゅうとう）⑲保

高齢者
滋陰降火湯（じいんこうかとう）(93)保

大人 虚弱
麦門冬湯（ばくもんどうとう）㉙保

子ども
五虎湯（ごことう）(95)保

二手 うまくいかないときは……

大人 がっちり
柴陥湯（さいかんとう）(73)保

女性
滋陰至宝湯（じいんしほうとう）(92)保

大人 中肉中背
清肺湯（せいはいとう）(90)保

高齢者
参蘇飲（じんそいん）(66)保

大人 虚弱
竹筎温胆湯㉑ 保

子ども
柴朴湯㉖ 保

三手 それでもうまくいかないときは……

だれにでも
補中益気湯㊶

注 ちょっとした咳や痰に有効な漢方薬はたくさんあります。いろいろとためしてみて下さい。麦門冬湯㉙は空咳がキーワード。滋陰降火湯㉝は寝床に入ると咳き込むことがキーワードです。しかし、いろいろな症状に有用な漢方薬では、キーワードはヒントにすぎず、それを目印にしても当たることもあれば、外れることもあります。

MEMO 麦門冬は滋潤剤（体を潤し、咳を出しやすくする）のひとつです。麦門冬は街に自生しているジャノヒゲという、チアリーディングのポンポンを裏返しにしたような植物の根です。身近にありますよ。

【麦門冬含有漢方薬】

1日量 10g	麦門冬湯㉙
1日量 6g	炙甘草湯㋺
1日量 5g	辛夷清肺湯⑭
1日量 4g	温経湯⑯，清心蓮子飲⑪
1日量3.5g	清暑益気湯⑯
1日量 3g	釣藤散㊼，清肺湯㉚，竹筎温胆湯㉑，滋陰至宝湯㉒
1日量2.5g	滋陰降火湯㉝

上達の法則 すべてを頭から覚えることは止めましょう。できる限り自分なりの法則を導き出しましょう。保険適用漢方薬の生薬構成は決まっていますから、生薬レベルから、自分なりの法則を導き出すと、最初はわかりやすいですね。私の法則は『3秒でわかる漢方ルール』（新見正則著，新興医学出版社）を参照して下さい。

22 高血圧

Point ▶ 高血圧を漢方単独で対処するなど馬鹿げています．降圧薬を使用し，そして漢方薬を併用すると効果を体感できることがあります．一方で，なんとなく血圧が高い状態などでは，降圧薬の使用前に漢方を使用して，血圧が正常化することを最近多々経験します．

基本となる西洋薬

利尿薬／Ca拮抗薬／アンジオテンシン変換酵素（ACE）阻害薬／アンジオテンシンⅡ受容体拮抗薬（angiotensin Ⅱ receptor blocker：ARB）／β遮断薬など

一手 まずこれをためしてみよう

大人 がっちり
大柴胡湯 ⑧ 保

大人 中肉中背
黄連解毒湯 ⑮ 保

大人 虚弱
真武湯 ㉚ 保

女性
当帰芍薬散 ㉓

高齢者
釣藤散 ㊼ 保

子ども
小児科的精査

二手 うまくいかないときは……

大人 がっちり
大承気湯 ⑬⑬ 保

大人 中肉中背
柴胡加竜骨牡蛎湯 ⑫ 保

女性
通導散 ⑩⑤ 保

高齢者
七物降下湯 ㊻ 保

大人 [虚弱]
八味地黄丸⑦[保]

子ども
五苓散⑰

三手 それでもうまくいかないときは……

がっちり〜中肉中背
桃核承気湯(61)[保]

がっちり〜中肉中背
防風通聖散(62)[保]

がっちり〜中肉中背
三黄瀉心湯(113)[保]

[注] 柴胡には消炎作用，鎮静作用，軽い瀉下作用，安眠作用などがあるため，幅広く使用できます。実際に大柴胡湯⑧の保険病名には胆石症，胆囊炎，黄疸，肝機能障害，高血圧症，脳溢血，蕁麻疹，胃酸過多症，急性胃腸カタル，悪心，嘔吐，食欲不振，痔疾，糖尿病，ノイローゼ，不眠症と種々のものが並んでいます。こんな一見ナンセンスにも思える効果が，実は漢方の魅力です。

[注] 大黄の有無で同じ症状を治す漢方薬を把握することも楽しいですよ。黄連解毒湯⑮に大黄を加えたようなものが三黄瀉心湯(113)，小柴胡湯⑨に大黄を加えたようなものが大柴胡湯⑧，茵蔯五苓散(117)に大黄を加えたようなものが茵蔯蒿湯(135)，痔疾患に対する桂枝茯苓丸㉕に大黄を加えたようなものが乙字湯③といったイメージです。それぞれ同じような症状に効きますよ。

MEMO 釣藤鈎には鎮静効果や軽い降圧効果があります。

【釣藤鈎含有漢方薬】

1日量 3g	七物降下湯(46)，釣藤散(47)，抑肝散(54)，抑肝散加陳皮半夏(83)

診療のヒント
保険適用漢方薬で流産・早産をした報告はありません。どれも使用可能です。しかし，注意書きに大黄，芒硝，紅花，牛膝，牡丹皮などには早流産の可能性があると記載されています。念のため，妊婦に使用時は100％安全ではないと説明しておきましょう。

23 動悸（心悸亢進）

Point ▶ 動悸や不整脈はもちろん西洋医学的診断と加療が必須です。 漢方的には炙甘草湯(しゃかんぞうとう)(64)がファーストチョイスですが，あくまで西洋医学優先です。そのうえで，西洋医学的な処置は必要ないが動悸を感じて困るというときなどは，むしろ漢方の出番です。

基本となる西洋薬

メキシチール®/ワソラン®など

一手 まずこれをためしてみよう

大人 がっちり
炙甘草湯(しゃかんぞうとう)(64) 保

大人 中肉中背
炙甘草湯(しゃかんぞうとう)(64) 保

大人 虚弱
炙甘草湯(しゃかんぞうとう)(64) 保

女性
当帰芍薬散(とうきしゃくやくさん)㉓ 保

高齢者
炙甘草湯(しゃかんぞうとう)(64) 保

子ども
五苓散(ごれいさん)⑰

二手 うまくいかないときは……

大人 がっちり
苓桂朮甘湯(りょうけいじゅつかんとう)㊴ 保

大人 中肉中背
柴胡加竜骨牡蛎湯(さいこかりゅうこつぼれいとう)⑫ 保

女性
桂枝人参湯(けいしにんじんとう)(82) 保

高齢者
真武湯(しんぶとう)㉚ 保

大人 虚弱
柴胡桂枝乾姜湯⑪保

子ども
苓桂朮甘湯㊴保

三手 それでもうまくいかないときは……

だれにでも
柴胡桂枝湯⑩

大人 虚弱
補中益気湯㊶

注 炙甘草は炙った甘草です。日本薬局方では甘草とは別に扱われていますが，実は同じのものです。甘草含有漢方薬はツムラ保険適用漢方薬129種類の中では94種類ですが，炙甘草は炙甘草湯(64)のみです。他の甘草は炙っていません。一方で，傷寒論では桔梗湯(138)と甘草湯以外は，炙った甘草です。

注 桂枝人参湯(82)は人参湯㉜に桂枝が加わったもの，柴胡桂枝湯⑩は小柴胡湯⑨と桂枝湯㊺を合わせたもの（合方）です。同じ字の並びでも意味するところは違います。煎じ薬では2つの漢方薬を合わせるときには，共通の生薬は多い分量を採用します。しかし内服エキス剤を併用すると共通生薬は単純に足し算になってしまいます。つまり，甘草などが共通なときは内服量が増えるので要注意です。また，2剤を一緒に煎じるのと，別々に煎じたものを後から合わせるのでは，同じ内容とは限りません。

大塚医院約束処方

漢方薬は生薬の足し算ですので，いろいろな病気をひとつの漢方薬で対処可能です。使用する漢方薬が限られているような病院でも似たような漢方薬がわかるようになると，手元にある漢方薬で対処できる範囲が広がります。名医ほど少ない処方で対処するとも言われています。実際に，大塚敬節先生の最後のお弟子さんである松田邦夫先生が大塚医院にいたときの約束処方（ツムラ保険適用漢方薬でなく，煎じ薬）は，たった36処方です。

1大柴胡湯，2八味丸料，3半夏瀉心湯，4小柴胡湯，5柴胡桂枝湯，6防已黄耆湯，7七物降下湯，8加味逍遙散，9六君子湯，10十味敗毒湯，11柴胡加竜骨牡蛎湯，12小青竜湯，13桂枝茯苓丸料，14当帰芍薬散料，15抑肝散加芍薬，16温清飲，17十全大補湯，18葛根湯，19当帰四逆加呉茱萸生姜湯，20清上防風湯，21五苓散料，22半夏白朮天麻湯，23清心蓮子飲，24胃風湯，25温経湯，26中建中湯，27補中益気湯，28木防已湯，29釣藤散，30竹筎温胆湯，31温胆湯，32帰脾湯，33炙甘草湯，34変製心気飲，35消風散料，36当帰飲子

24 起立性低血圧（めまい）

Point① ▶ まず，気合い。それが入らないのが起立性低血圧もどきです。体質改善の漢方を処方しながら，日常生活の改善などの指導も加えましょう。

Point② ▶ 参耆剤で眩暈がキーワードのものは半夏白朮天麻湯㊲です。

Point③ ▶ 柴胡を含む漢方薬も起立性低血圧に有効なことがあります。

基本となる西洋薬

メリスロン®など

一手　まずこれをためしてみよう

大人（がっちり）
大柴胡湯⑧

大人（中肉中背）
小柴胡湯⑨

大人（虚弱）
柴胡桂枝湯⑩

女性
当帰芍薬散㉓ 保

高齢者
真武湯㉚

子ども
小建中湯㉙

二手　うまくいかないときは……

大人（がっちり）
半夏白朮天麻湯㊲ 保

大人（中肉中背）
半夏白朮天麻湯㊲ 保

女性
半夏白朮天麻湯㊲ 保

高齢者
半夏白朮天麻湯㊲ 保

大人 虚弱
半夏白朮天麻湯（はんげびゃくじゅつてんまとう）㊲ 保

子ども
半夏白朮天麻湯（はんげびゃくじゅつてんまとう）㊲ 保

三手 それでもうまくいかないときは……

大人 がっちり
柴胡加竜骨牡蛎湯（さいこかりゅうこつぼれいとう）⑫

女性
加味逍遙散（かみしょうようさん）㉔

大人 中肉中背
柴胡加竜骨牡蛎湯（さいこかりゅうこつぼれいとう）⑫

高齢者
加味帰脾湯（かみきひとう）(137)

大人 虚弱
加味逍遙散（かみしょうようさん）㉔

子ども
加味帰脾湯（かみきひとう）(137)

注 起立性低血圧という分類でここに記載しています。そして，保険収載されている病名と整合性をあわせるためにタイトルには「起立性低血圧（めまい）」としてあります。起立性低血圧によらない「めまい」は別の項（p74～75参照）で記載がありますので，そちらも参照して下さい。また，起立性低血圧は昔の漢方には存在しない西洋医学的概念にて，「起立性低血圧もどき」と理解して，体質改善を第一目標に有効な漢方薬を記載しました。即効性を求めず気長に処方して下さい。

注 当帰芍薬散（とうきしゃくやくさん）㉓の保険病名には更年期障害（頭重，頭痛，めまい，肩こりなど）とあります。めまいとあるので，保険適用として処方できますね。

上達の法則

西洋医学が万能と思っていた十数年前，私は漢方が大嫌いでした。だって，胡散臭いのですから。漢方理論も漢方診療も古典も，すべて胡散臭く感じました。それを払拭できたのは実体験です。西洋医学で限界を感じている患者さんに漢方が有効なことを体感したからです。他人の症例報告も漢方のエビデンスとやらも，私自身を説得するにはまったく無力でした。自分の経験が何より漢方の上達には必要です。

25 腎疾患

Point①▶ 腎疾患に漢方だけで対処するなど馬鹿げています。しかし，柴苓湯⑭の併用でステロイドの減量がうまくいくことは多々経験します。

Point②▶ 越婢加朮湯㉘は麻黄剤ですので，腎血流量の減少の危険もあり，専門の医師が併用すべきと思っています。

Point③▶ 透析のない昔は腎不全は死の病でした。いろいろと漢方を試したのでしょう。保険の適応病名として腎疾患を有する漢方薬は少なくありません。

基本となる西洋薬

ステロイド／クレメジン®／アンジオテンシン変換酵素（ACE）阻害薬など

一手　まずこれをためしてみよう

- 大人（がっちり）　柴苓湯⑭
- 大人（中肉中背）　柴苓湯⑭
- 大人（虚弱）　柴苓湯⑭
- 女性　柴苓湯⑭
- 高齢者　柴苓湯⑭
- 子ども　五苓散⑰ 保

二手　うまくいかないときは……

- 大人（がっちり）　越婢加朮湯㉘ 保
- 女性　当帰芍薬散㉓ 保

大人 [中肉中背]
八味地黄丸（はちみじおうがん）⑦[保]

高齢者
真武湯（しんぶとう）㉚[保]

大人 [虚弱]
防已黄耆湯（ぼういおうぎとう）⑳[保]

子ども
柴苓湯（さいれいとう）(114)

[三手] それでもうまくいかないときは……

だれにでも
木防已湯（もくぼういとう）㊱[保]

だれにでも
茵陳蒿湯（いんちんこうとう）(135)[保]

だれにでも
柴胡加竜骨牡蛎湯（さいこかりゅうこつぼれいとう）⑫[保]

だれにでも
苓甘姜味辛夏仁湯（りょうかんきょうみしんげにんとう）(119)[保]

だれにでも
猪苓湯（ちょれいとう）㊵[保]

[注] 柴胡（さいこ）は消炎作用があります。だからこそこじれた状態（少陽病期）に愛用され，そこそこの効果があります。切れ味がマイルドなステロイド様の効果があるとも考えられます。処方選択のヒントです。柴胡（さいこ）にはステロイドのような副作用はありませんが，稀に生じる間質性肺炎は覚えておきましょう。小柴胡湯（しょうさいことう）⑨＋五苓散（ごれいさん）⑰が柴苓湯（さいれいとう）(114)です。

上達の法則

漢方に対するすべての胡散臭さは自分の経験で払拭できます。そして友達の経験，同僚の経験にも嘘はないでしょうから，それらからも漢方の不思議や魅力を体感できます。ともかく使用しなければ上手になりません。古典を読まなければ漢方を使用してはならない，漢方理論や漢方診療に熟達しなければ漢方の使用を控えろと言われることがあります。そんなことはありません。少なくとも西洋医学で困っている患者さんに保険適用漢方薬を使用するという立ち位置であれば，もっとリラックスしてどんどん使用しましょう。それが上達の基本法則です。

26 むくみ

Point[1]▶ むくみには何と言っても五苓散（ごれいさん）[17]です。漢方のラシックス®です。ラシックス®との違いは脱水状態に使用すると水分保持作用があることです。ラシックス®は強制利尿を誘導しますね。ですから，気軽に五苓散（ごれいさん）[17]を使用してみましょう。

Point[2]▶ リンパ浮腫には何と言っても柴苓湯（さいれいとう）[114]です。蜂窩織炎の頻度が激減します。

基本となる西洋薬

ラシックス®/アルダクトンA®など

[一手] まずこれをためしてみよう

- 大人 [がっちり]：五苓散（ごれいさん）[17][保]
- 女性：五苓散（ごれいさん）[17][保]
- 大人 [中肉中背]：五苓散（ごれいさん）[17][保]
- 高齢者：五苓散（ごれいさん）[17][保]
- 大人 [虚弱]：五苓散（ごれいさん）[17][保]
- 子ども：五苓散（ごれいさん）[17][保]

[二手] うまくいかないときは……

- 大人 [がっちり]：防風通聖散（ぼうふうつうしょうさん）[62][保]
- 女性：猪苓湯（ちょれいとう）[40][保]
- 大人 [中肉中背]：柴苓湯（さいれいとう）[114][保]
- 高齢者：牛車腎気丸（ごしゃじんきがん）[107][保]

大人 虚弱

茵陳五苓散(117) 保

子ども

六味丸(87) 保

三手 それでもうまくいかないときは……

だれにでも

木防已湯㊱ 保

だれにでも

柴苓湯(114) 保

注 小児には，五苓散⑰と小建中湯(99)，それに麻黄湯㉗があればだいたい対処可能です。発熱性疾患や鼻炎などには麻黄湯㉗，腹痛やなんとなく元気がない状態には小建中湯(99)，それ以外は五苓散⑰です。実際に五苓散⑰の保険病名は，浮腫，ネフローゼ，二日酔い，急性胃腸カタル，下痢，悪心，嘔吐，めまい，胃内停水，頭痛，尿毒症，暑気あたり，糖尿病です。小児に限らず幅広く使用できます。小建中湯(99)の保険病名は，小児虚弱体質，疲労倦怠，神経質，慢性胃腸炎，小児夜尿症，夜泣きとなっています。小建中湯(99)は桂枝湯㊺に芍薬を増量し，膠飴を加えたものです。

MEMO 茯苓は利水効果もありますが，弱い鎮静効果もあります。

【茯苓含有漢方薬】

1日量　6g	苓桂朮甘湯㊴，五淋散(56)，苓姜朮甘湯(118)
1日量　5g	半夏厚朴湯⑯，小半夏加茯苓湯㉑，茯苓飲(69)，二陳湯(81)，柴朴湯(96)，酸棗仁湯(103)，茯苓飲合半夏厚朴湯(116)
1日量4.5g	茵陳五苓散(117)
1日量　4g	当帰芍薬散㉓，真武湯㉚，六君子湯㊸，抑肝散(54)，四君子湯(75)，抑肝散加陳皮半夏(83)，人参養栄湯(108)，清心蓮子飲(111)，苓甘姜味辛夏仁湯(119)，桂枝茯苓丸加薏苡仁(125)，啓脾湯(128)
1日量　3g	十味敗毒湯⑥，八味地黄丸⑦，柴胡加竜骨牡蛎湯⑫，五苓散⑰，加味逍遙散㉔，桂枝茯苓丸㉕，半夏白朮天麻湯㊲，猪苓湯㊵，釣藤散㊼，十全大補湯㊽，帰脾湯(65)，参蘇飲(66)，六味丸(87)，清肺湯(90)，竹筎温胆湯(91)，滋陰至宝湯(92)，牛車腎気丸(107)，猪苓湯合四物湯(112)，柴苓湯(114)，加味帰脾湯(137)
1日量2.5g	二朮湯(88)，胃苓湯(115)
1日量　2g	疎経活血湯(53)，五積散(63)

27 脳血管障害後遺症（脳溢血・半身不随）

Point ▶ 脳血管障害の後遺症を漢方で治すなどは無理なことです。しかし卒中という言葉が昔からあるように，昔から脳血管障害の後遺症の苦労はあるのです。ですから，漢方を併用すると思いがけないミラクルが起こることもあります。そんなミラクルが臨床医には楽しいのです。私たちは患者さんをより良くしたいだけですから。

基本となる西洋薬

プラビックス®／バイアスピリン®など

一手 まずこれをためしてみよう

大人 がっちり	女性
だいさいことう 大柴胡湯 ⑧ 保	とうきしゃくやくさん 当帰芍薬散 ㉓ 保

大人 中肉中背	高齢者
おうれんげどくとう 黄連解毒湯 ⑮	しんぶとう 真武湯 ㉚ 保

大人 虚弱	子ども
ほちゅうえっきとう 補中益気湯 ㊶ 保	なし

 黄連解毒湯⑮は黄芩，黄連，山梔子，黄柏の4つの生薬からなる漢方薬です。黄芩と黄連を含むので瀉心湯類です。黄連は石膏と並んで冷やす生薬の代表ですので，黄連解毒湯⑮も冷やす作用が強い漢方薬です。アトピーや湿疹のかゆみにも著効します。黄連解毒湯⑮の保険病名は，喀血，吐血，下血，脳溢血，高血圧，心悸亢進，ノイローゼ，皮膚瘙痒症，胃炎とたくさんの症状が並んでいます。

28 糖尿病の口渇

Point ▶ インスリンが発見（1923年ノーベル賞受賞）される前，糖尿病は不治の病でした。今や論理的に加療できます。糖尿病を漢方で治そうなどということは馬鹿げています。しかし，昔は口渇で困りました。そんなときに白虎加人参湯㉞が多用されました。今でも，いろいろな状態で口渇を訴えるときに白虎加人参湯㉞は有益です。

基本となる西洋薬

なし

一手 まずこれをためしてみよう

大人 がっちり
白虎加人参湯㉞ 保

大人 中肉中背
白虎加人参湯㉞ 保

大人 虚弱
白虎加人参湯㉞ 保

女性
白虎加人参湯㉞ 保

高齢者
白虎加人参湯㉞ 保

子ども
五苓散⑰ 保

白虎加人参湯㉞の保険病名はのどの渇きとほてりのあるものです。また，白虎加人参湯㉞は湿疹やアトピーなどのかゆみなどにも著効します。黄連解毒湯⑮と白虎加人参湯㉞の併用は口渇にもかゆみにも有効です。

29 糖尿病の神経障害(しびれ)

Point①▶ 糖尿病の神経障害で困っている人は多数います。なかなか西洋薬で経過がよくならないときに漢方が有効なことがあります。八味地黄丸(はちみじおうがん)⑦を使用します。

Point②▶ 牛車腎気丸(ごしゃじんきがん)(107)は附子(ぶし)剤です。附子(ぶし)はトリカブトの毒をできる限り減毒したものです。

基本となる西洋薬

キネダック®/メチコバール®/リリカ®など

[一手] まずこれをためしてみよう

大人 [がっちり]
大柴胡湯(だいさいことう)⑧[保]

女性
八味地黄丸(はちみじおうがん)⑦[保]

大人 [中肉中背]
八味地黄丸(はちみじおうがん)⑦[保]

高齢者
八味地黄丸(はちみじおうがん)⑦[保]

大人 [虚弱]
八味地黄丸(はちみじおうがん)⑦[保]

子ども
五苓散(ごれいさん)⑰[保]

[二手] うまくいかないときは……

大人 [がっちり]
牛車腎気丸(ごしゃじんきがん)(107)[保]

女性
牛車腎気丸(ごしゃじんきがん)(107)[保]

大人 [中肉中背]
牛車腎気丸(ごしゃじんきがん)(107)[保]

高齢者
牛車腎気丸(ごしゃじんきがん)(107)[保]

大人 [虚弱]
牛車腎気丸[107][保]

子ども
六味丸[87]

三手 それでもうまくいかないときは……

だれにでも
一手か二手目に附子[3023]増量

[注] トリカブトを減毒する技術は当然現代のほうが優れています。すると，昔と同じ量の附子を使用しても有効性が低下するのではと思っています。つまり，附子は増量すると有効です。1日量1.5gから修治附子末を加えると安心です。附子の不快な作用が出るまで増量可能です。不快な作用は，ドキドキ，発汗，下痢，舌のしびれなどです。

[注] 八味地黄丸[7]の構成生薬は地黄，山茱萸，山薬，沢瀉，茯苓，牡丹皮，桂皮，附子です。八味地黄丸[7]から桂皮，附子を除くと六味丸[87]，八味地黄丸[7]に牛膝，車前子を加えると牛車腎気丸[107]です。八味地黄丸[7]と牛車腎気丸[107]は初老期のパッケージ的漢方薬で，これらが効く状態を腎虚（初老期以降の諸症状）と考えるのも理屈に合います。

[MEMO] 山薬はヤマイモで，強壮，強精に効果があります。

【山薬含有漢方薬】

1日量 3g	八味地黄丸[7]，六味丸[87]，牛車腎気丸[107]，啓脾湯[128]

[MEMO] 山茱萸は強壮に効果があります。

【山茱萸含有漢方薬】

1日量 3g	八味地黄丸[7]，六味丸[87]，牛車腎気丸[107]

[MEMO] 牡丹皮は駆瘀血作用を持ち，消炎，鎮痛に効きます。

【牡丹皮含有漢方薬】

1日量 4g	大黄牡丹皮湯[33]，桂枝茯苓丸加薏苡仁[125]
1日量 3g	桂枝茯苓丸[25]，六味丸[87]，牛車腎気丸[107]
1日量2.5g	八味地黄丸[7]
1日量 2g	加味逍遙散[24]，温経湯[106]

30 肥満

> **Point** ▶ 漢方薬だけで痩せようなどということは無理に決まっています。食事制限をある程度実行しているときには，漢方薬の併用でぼつぼつ減量していきます。

基本となる西洋薬

なし

一手　まずこれをためしてみよう

大人（がっちり）	女性
食事制限	食事制限

大人（中肉中背）	高齢者
食事制限	食事制限

大人（虚弱）	子ども
食事制限	運動＋食事制限

二手　うまくいかないときは……

大人（がっちり）	女性（水太り）
ぼうふうつうしょうさん 防風通聖散 ㉖ 保	ぼういおうぎとう 防已黄耆湯 ⑳ 保

大人（中肉中背）	高齢者（水太り）
ぼうふうつうしょうさん 防風通聖散 ㉖ 保	ぼういおうぎとう 防已黄耆湯 ⑳ 保

大人（虚弱）（水太り）	子ども（水太り）
ぼういおうぎとう 防已黄耆湯 ⑳ 保	ぼういおうぎとう 防已黄耆湯 ⑳ 保

三手 それでもうまくいかないときは……

がっちり～中肉中背
大柴胡湯⑧

注 防已黄耆湯⑳は水太りの患者さんへの薬です。水太りの患者さんは基本的に麻黄剤が飲めない虚証の可能性が高いです。中年以降の水太りの女性に多い変形性膝関節症にも防已黄耆湯⑳は有効ですが，越婢加朮湯㉘を併用したほうが効果は顕著です。しかし越婢加朮湯㉘は麻黄剤ですので，水太りの人には飲めない可能性があります。注意しながら併用していきます。

注 防風通聖散㊷は構成生薬が18種類とツムラ保険適用漢方薬では最も構成生薬数が多い漢方薬です。構成生薬数が多いものは体質改善的なイメージ，一方で構成生薬が少ないものは切れ味はよいが耐性ができやすいイメージです。防風通聖散㊷は，黄芩，甘草，桔梗，石膏，白朮，大黄，荊芥，山梔子，芍薬，川芎，当帰，薄荷，防風，麻黄，連翹，生姜，滑石，芒硝が構成生薬となります。とても勉強になる薬です。まず大黄と芒硝があるので承気湯類，また当帰，川芎，大黄などの駆瘀血作用の生薬が多いので瘀血にも有効，桔梗や石膏があり排膿・消炎作用が強い，荊芥と連翹があるので皮膚疾患向け，山梔子は鎮静作用あり，となります。また防風通聖散㊷は薬局ではナイシトール®という名前でやせ薬として売られています。ナイシトール®が広まることで防風通聖散㊷などの黄芩含有漢方薬の肝機能障害が有名になりました。

MEMO 芒硝は瀉下作用があります。芒硝は天然の硫酸ナトリウムを用いてきたので，他のミネラルも当然含まれます。ところが，株式会社ツムラの芒硝は化学合成された硫酸ナトリウムです。

【芒硝含有漢方薬】

1日量1.8g	大黄牡丹皮湯㉝，通導散⑮
1日量1.3g	大承気湯⑬
1日量0.9g	桃核承気湯㉑
1日量0.7g	防風通聖散㊷
1日量0.5g	調胃承気湯㊾

31 貧血

Point①▶ 輸血という概念も技術もない時代には，貧血は命に関わる症状でした。漢方では当帰，芍薬，川芎，地黄からなる四物湯(71)が貧血様症状に有用と思われていました。

Point②▶ 四物湯(71)を含む漢方薬としては，七物降下湯㊻，十全大補湯㊽，荊芥連翹湯㊿，疎経活血湯(53)，温清飲(57)，四物湯(71)，芎帰膠艾湯(77)，柴胡清肝湯(80)，当帰飲子(86)，大防風湯(97)，猪苓湯合四物湯(112)があります。

基本となる対応

輸血/鉄剤/メチコバール®（悪性貧血時）など

一手 まずこれをためしてみよう

大人 がっちり
十全大補湯㊽ 保

女性
当帰芍薬散㉓ 保

大人 中肉中背
十全大補湯㊽ 保

高齢者
十全大補湯㊽ 保

大人 虚弱
十全大補湯㊽ 保

子ども
小建中湯(99)

二手 うまくいかないときは……

大人 がっちり
帰脾湯(65) 保

女性
十全大補湯㊽ 保

大人 [中肉中背]
帰脾湯(きひとう) 65 [保]

高齢者
帰脾湯(きひとう) 65 [保]

大人 [虚弱]
帰脾湯(きひとう) 65 [保]

子ども
帰脾湯(きひとう) 65 [保]

[三手] それでもうまくいかないときは……

だれにでも
加味帰脾湯(かみきひとう) 137 [保]

だれにでも
人参養栄湯(にんじんようえいとう) 108 [保]

[注] 貧血を正確に診断する方法は昔はありません。でも貧血を含めた貧血様症状は当然存在しました。そんな状態に四物湯(しもつとう)類を使いました。四物湯(しもつとう) 71 が効くような貧血様の症状を血虚(けっきょ)と考えると処方選択には有益です。気と血と水のような仮想病理概念を頭から覚え込むことはあまり意味をなしません。処方選択のヒントになるなら利用しましょう。

[MEMO] 地黄(じおう)は滋養・強壮剤で皮膚の潤いも付けます。地黄(じおう)を単に乾かしたものが乾地黄(かんじおう)，蒸して乾かしたものが熟地黄(じゅくじおう)です。ツムラ保険適用漢方薬ではすべて乾地黄(かんじおう)が使用されています。

【地黄(じおう)含有漢方薬】

1日量 6g	八味地黄丸(はちみじおうがん) 7，潤腸湯(じゅんちょうとう) 51，炙甘草湯(しゃかんぞうとう) 64，三物黄芩湯(さんもつおうごんとう) 121
1日量 5g	竜胆瀉肝湯(りゅうたんしゃかんとう) 76，芎帰膠艾湯(きゅうききょうがいとう) 77，六味丸(ろくみがん) 87，牛車腎気丸(ごしゃじんきがん) 107
1日量 4g	当帰飲子(とうきいんし) 86，人参養栄湯(にんじんようえいとう) 108
1日量 3g	消風散(しょうふうさん) 22，七物降下湯(しちもつこうかとう) 46，十全大補湯(じゅうぜんたいほとう) 48，五淋散(ごりんさん) 56，温清飲(うんせいいん) 57，四物湯(しもつとう) 71，大防風湯(だいぼうふうとう) 97，猪苓湯合四物湯(ちょれいとうごうしもつとう) 112
1日量 2.5g	滋陰降火湯(じいんこうかとう) 93
1日量 2g	疎経活血湯(そけいかっけつとう) 53
1日量 1.5g	荊芥連翹湯(けいがいれんぎょうとう) 50，柴胡清肝湯(さいこせいかんとう) 80

32 ちょっとした頭痛

Point ▶ 非ステロイド系抗炎症薬（non steroidal anti inflammatory drugs：NSAIDs）がない時代，ちょっとした頭痛にも困りました。もちろんアスピリン®でよくなればそれでよいのです。でも，漢方薬がお気に入りの頭痛持ちの人もいます。

基本となる西洋薬

アセトアミノフェン（カロナール®）／NSAIDs（ブルフェン®）など

一手　まずこれをためしてみよう

大人 がっちり
五苓散 ⑰ 保

大人 中肉中背
五苓散 ⑰ 保

大人 虚弱
五苓散 ⑰ 保

女性
当帰芍薬散 ㉓ 保

高齢者
五苓散 ⑰ 保

子ども
五苓散 ⑰ 保

二手　うまくいかないときは……

大人 がっちり
葛根湯 ① 保

大人 中肉中背
苓桂朮甘湯 ㊴ 保

女性
川芎茶調散 ⑫④ 保

高齢者
釣藤散 ㊼ 保

大人 虚弱

桂枝人参湯(82)保

子ども

半夏白朮天麻湯㊲保

三手 それでもうまくいかないときは……

だれにでも

五積散(63)保

注

五積散(63)は，蒼朮，陳皮，当帰，半夏，茯苓，甘草，桔梗，枳実，桂皮，厚朴，芍薬，生姜，川芎，大棗，白芷，麻黄の16種類の生薬からなる薬です。当帰，芍薬，川芎と言う駆瘀血作用のある生薬を含むので駆瘀血剤，半夏と陳皮という胃腸によい生薬，桂皮，厚朴という気持ちを静める生薬，蒼朮，茯苓といった利水剤，桔梗で排膿作用，そして麻黄剤ということで，何でもそろっているイメージの薬です。構成生薬があまりにも多いと効きがゆっくりになるので，短時間での著効は期待せずに処方しましょう。

MEMO

枳実は健胃作用があり，消化機能を助けます。

【枳実含有漢方薬】

1日量 3g	通導散(105)，排膿散及湯(122)，大承気湯(133)
1日量 2g	大柴胡湯⑧，四逆散㉟，潤腸湯(51)，竹茹温胆湯(91)，麻子仁丸(126)
1日量1.5g	荊芥連翹湯㊿，茯苓飲(69)，茯苓飲合半夏厚朴湯(116)
1日量 1g	清上防風湯(58)，五積散(63)，参蘇飲(66)

上達の法則

へそ曲がりの私は，漢方の症例報告を読んでも，いつも疑ってかかります。極論すればすべてが嘘の症例報告も書けるからです。また，A→B→C→D→Eと処方を変更してやっとEという有効処方に出会ったのに，最初からEを処方したと名医を気取ることも可能です。また，日頃，腹診や脈診が大切と思っているから，有効な薬剤から推論して，こんな腹診や脈診だろうと後から追記することも可能です。疑えば切りがありません。でも疑うのです。そんな懐疑心を払拭できるのは，実体験のみですね。そこに嘘はありませんから。

33 慢性頭痛（片頭痛）

Point①▶ 片頭痛には呉茱萸湯㉛が有効なことがあります。発作の頻度や程度が軽快します。

Point②▶ 呉茱萸湯㉛は結構苦いです。漢方の有効性を判断する上で味は大切です。「良薬口に苦し」ではありません。呉茱萸湯㉛が美味しいという患者さんは4週間後に不変でも続行です。不味いが結構飲めるという人も続行です。不味くて本当に困るという人には他の漢方薬をトライします。

基本となる西洋薬

トリプタン系薬など

一手 まずこれをためしてみよう

大人 がっちり	女性
呉茱萸湯㉛保	呉茱萸湯㉛保

大人 中肉中背	高齢者
呉茱萸湯㉛保	呉茱萸湯㉛保

大人 虚弱	子ども
呉茱萸湯㉛保	五苓散⑰保

二手 うまくいかないときは……

大人 がっちり	女性
苓桂朮甘湯㊴保	当帰四逆加呉茱萸生姜湯㊳保

大人 中肉中背	高齢者
苓桂朮甘湯㊴保	釣藤散㊻保

大人 虚弱	子ども
桂枝人参湯㉜保	柴苓湯⑭

三手 それでもうまくいかないときは……

だれにでも
川芎茶調散⑭保

注 川芎茶調散⑭は香附子，川芎，羌活，荊芥，薄荷，白芷，防風，甘草，茶葉の9種類の構成生薬からなる漢方薬です。保険病名はかぜ，血の道症，頭痛となっています。慢性の婦人科疾患にも効き，かぜや頭痛にも有効です。

MEMO 呉茱萸は痛み止め，嘔吐にも有効です。
【呉茱萸含有漢方薬】

1日量	3g	呉茱萸湯㉛
1日量	2g	当帰四逆加呉茱萸生姜湯㊳
1日量	1g	温経湯⑩

診療のヒント 漢方が飲みにくいという訴えを時々耳にします。昔は，内服しやすい製剤を供給しない製薬会社の怠慢と思っていました。しかし最近は，飲みにくいぐらいで内服しないのであれば，その程度の症状なのだと理解し，患者さんにもそう話しています。幼いお子さんが，辛い症状を治したい一心で一生懸命飲んでいる姿をみて，そう思うようになりました。

上達の法則 「先生，何年も治らなかった○○が漢方で治りました！」こう言われると漢方は効いていると思わざるを得ません。いくら疑い深い私でも，漢方の有用性を確信する瞬間です。その連続が楽しい。やっぱり漢方は有効です。

34 めまい

Point① ▶ めまいのファーストチョイスは苓桂朮甘湯㊴です。それぐらい効きます。子どもは苓桂朮甘湯㊴でもよいのですが，やっぱり五苓散⑰です。

Point② ▶ 慢性のめまいは気長に対処しましょう。西洋医学的に治らないものが簡単に治るわけがありません。4週間後に少しでも軽快していれば続行です。ちょっとしためまいは頓服で軽快します。

基本となる西洋薬

メリスロン®／トラベルミン®など

一手 まずこれをためしてみよう

大人 がっちり	女性
苓桂朮甘湯㊴保	苓桂朮甘湯㊴保

大人 中肉中背	高齢者
苓桂朮甘湯㊴保	苓桂朮甘湯㊴保

大人 虚弱	子ども
苓桂朮甘湯㊴保	五苓散⑰保

二手 うまくいかないときは……

大人 がっちり	女性
大柴胡湯⑧	当帰芍薬散㉓保

大人 中肉中背
柴胡加竜骨牡蛎湯⑫

大人 虚弱
半夏白朮天麻湯㊲保

高齢者
釣藤散㊼

子ども
柴苓湯⑭

三手　それでもうまくいかないときは……

だれにでも
真武湯㉚

MEMO

蒼朮は利水剤です。
【蒼朮含有漢方薬】

1日量 4.5g	茵蔯五苓散⑰
1日量 4g	桂枝加朮附湯⑱，当帰芍薬散㉓，越婢加朮湯㉘，補中益気湯㊶，六君子湯㊸，薏苡仁湯㊷，抑肝散㊽，茯苓飲㊻，四君子湯㊽，平胃散㊾，抑肝散加陳皮半夏㊿，茯苓飲合半夏厚朴湯⑯，啓脾湯⑱
1日量 3.5g	清暑益気湯⑯
1日量 3g	五苓散⑰，防已黄耆湯⑳，加味逍遙散㉔，真武湯㉚，人参湯㉜，苓桂朮甘湯㊴，十全大補湯㊽，治頭瘡一方㊾，五積散㊻，女神散㊿，桂枝人参湯㊽，二朮湯㊽，滋陰降火湯㊺，大防風湯㊾，柴苓湯⑭，加味帰脾湯⑰
1日量 2.5g	胃苓湯⑮
1日量 2g	消風散㉒，疎経活血湯㊼

診療のヒント

私は腹診を基本的にやりません。診療が忙しく腹診をする時間的余裕がありません。でも有効な漢方薬に結構たどり着きます。処方選択に困ればもちろん腹診は行います。処方選択のヒントになるからです。一方で，脈診は必ず行います。お話を伺いながらでもできますから，診療時間の延長にはなりません。また，腹診や脈診をしない漢方医はヤブだと思っている患者さんも中にはいます。ヤブと思われても治せば勝ちですので，どうでもよいのですが，スキンシップを兼ねて，脈を診ています。脈がしっかり触れれば元気，脈が触れにくければちょっと元気がないかな，それぐらいの判断は少し脈診に慣れると誰でもできますよ。

35 神経痛・しびれ

Point ▶ 神経痛もいろいろな漢方薬があります。牛車腎気丸(ごしゃじんきがん)[107]は附子(ぶし)剤ですので，附子(ぶし)の増量も選択肢のひとつです。また，附子(ぶし)を含有していない漢方薬も少量の附子(ぶし)の併用で有効性が増加します。

基本となる西洋薬

メチコバール®/オパルモン®/リリカ®など

一手 まずこれをためしてみよう

大人 [がっちり]
牛車腎気丸(ごしゃじんきがん)[107][保]

女性
牛車腎気丸(ごしゃじんきがん)[107][保]

大人 [中肉中背]
牛車腎気丸(ごしゃじんきがん)[107][保]

高齢者
牛車腎気丸(ごしゃじんきがん)[107][保]

大人 [虚弱]
牛車腎気丸(ごしゃじんきがん)[107][保]

子ども
五苓散(ごれいさん)[17]

二手 うまくいかないときは……

大人 [がっちり]
麻杏薏甘湯(まきょうよくかんとう)[78][保]

女性
桂枝加朮附湯(けいしかじゅつぶとう)[18][保]

大人 [中肉中背]
葛根湯(かっこんとう)[1][保]

高齢者
八味地黄丸(はちみじおうがん)[7][保]

大人 [虚弱]
桂枝加朮附湯(18) [保]

子ども
麻黄湯(27)

三手 それでもうまくいかないときは……

だれにでも
疎経活血湯(53) [保]

だれにでも
五積散(63) [保]

MEMO

ツムラ保険適用漢方薬のうち甘草を含まない処方は35種類。代表的漢方薬を以下に。偽アルドステロン症が心配なときはこちらを使用しましょう。

【甘草を含まない処方】

麻黄剤では	麻黄附子細辛湯(127)
瀉心湯では	黄連解毒湯(15)，温清飲(57)，三黄瀉心湯(113)
柴胡剤では	大柴胡湯(8)，柴胡加竜骨牡蛎湯(12)
参耆剤では	半夏白朮天麻湯(37)
腎虚には	八味地黄丸(7)，牛車腎気丸(107)
駆瘀血剤では	当帰芍薬散(23)，桂枝茯苓丸(25)
水毒には	五苓散(17)，猪苓湯(40)
附子剤では	真武湯(30)
建中湯では	大建中湯(100)
下剤では	麻子仁丸(126)，大承気湯(133)
気剤では	半夏厚朴湯(16)

上達の法則

無限の海を泳ぐと嫌になります。範囲が決まっていないとその際限のなさに途方に暮れます。漢方は数千種類あると言い放つ先生もいます。そんな無限にも思える世界は忘れましょう。西洋医の我々は，まず保険適用漢方薬の範囲でお話をしましょう。約150種類です。そして，本書では基本的にツムラ保険適用漢方薬129種類に限って解説しています。範囲を決めること，その中から自分なりの法則を導き出すことが，上達の近道です。

36 腰痛

Point① ▶ 整形外科の先生が一生懸命加療しても治らない患者さんが漢方を希望します。簡単には治りません。少しでもよくなることを目標に処方選択していきましょう。

Point② ▶ 腰痛には疎経活血湯㊺が結構有効ですが，他にもいろいろとラインナップがあります。

基本となる西洋薬

ロキソニン®／ボルタレン®／トラムセット®／セレコックス®など

一手　まずこれをためしてみよう

大人 がっちり
そけいかっけつとう
疎経活血湯 ㊾ 保

大人 中肉中背
そけいかっけつとう
疎経活血湯 ㊾ 保

大人 虚弱
そけいかっけつとう
疎経活血湯 ㊾ 保

女性
そけいかっけつとう
疎経活血湯 ㊾ 保

高齢者
そけいかっけつとう
疎経活血湯 ㊾ 保

子ども
しょうけんちゅうとう
小建中湯 ㊙

二手　うまくいかないときは……

大人 がっちり
とうかくじょうきとう
桃核承気湯 ㊱ 保

女性
ごしゃくさん
五積散 ㊿ 保

大人 [中肉中背]
八味地黄丸[7][保]

高齢者
当帰四逆加呉茱萸生姜湯[38][保]

大人 [虚弱]
苓姜朮甘湯[118][保]

子ども
柴胡桂枝湯[10]

[三手] それでもうまくいかないときは……

がっちり〜中肉中背
通導散[105][保]

[注] 通導散[105]は枳実，大黄，当帰，甘草，紅花，厚朴，蘇木，陳皮，木通，芒硝の10種類の構成生薬からなる漢方薬です。大黄と芒硝を含むので承気湯類，大黄，当帰，紅花などの駆瘀血作用のある生薬を含むので強力な駆瘀血剤となります。ちなみに大承気湯[133]は厚朴，枳実，大黄，芒硝からなるので，通導散[105]は大承気湯[133]を含むということになります。

MEMO 桃仁は駆瘀血作用があります。桃仁はモモの種の中の仁です。

【桃仁含有漢方薬】

1日量 5g	桃核承気湯[61]
1日量 4g	大黄牡丹皮湯[33]，桂枝茯苓丸加薏苡仁[125]
1日量 3g	桂枝茯苓丸[25]
1日量 2g	潤腸湯[51]，疎経活血湯[53]

MEMO 紅花は駆瘀血作用を持ち，消炎，鎮痛に効きます。ベニバナは山形県の県花で，松尾芭蕉も詠んでいます。「行く末は誰が肌ふれむ紅の花」

【紅花含有漢方薬】

1日量 2g	通導散[105]
1日量 1g	治頭瘡一方[59]

37 肩こり（筋肉痛・五十肩）

Point① ▶ 肩こりを主訴で来院する患者さんには，漢方は基本的に無効です．しかし，他の訴えに対して漢方を処方して肩こりが治ることはしばしば経験します．

Point② ▶ 葛根湯①は急性期の肩こり，つまり寝違えもどきには著効します．二朮湯⑧⑧も肩こりに保険適用があります．

Point③ ▶ 柴胡や薏苡仁，防已などにも鎮痛作用があるので，患者さんが漢方を希望するときには有益なことがあります．

基本となる対応

水泳など

一手　まずこれをためしてみよう

大人（がっちり）
葛根湯①保

大人（中肉中背）
葛根湯①保

大人（虚弱）
二朮湯⑧⑧保

女性
葛根湯①保

高齢者
二朮湯⑧⑧保

子ども
なし

二手　うまくいかないときは……

大人（がっちり）
大柴胡湯⑧保

女性
加味逍遙散㉔保

大人 中肉中背 さいこけいしとう 柴胡桂枝湯⑩	**高齢者** ほちゅうえっきとう 補中益気湯㊶
大人 虚弱 さいこけいしかんきょうとう 柴胡桂枝乾姜湯⑪	**子ども** なし

三手　それでもうまくいかないときは……

大人 がっちり よくいにんとう 薏苡仁湯㊷ 保	**女性** ぼういおうぎとう 防已黄耆湯⑳
大人 中肉中背 まきょうよくかんとう 麻杏薏甘湯㊻ 保	**高齢者** ぼういおうぎとう 防已黄耆湯⑳
大人 虚弱 ぼういおうぎとう 防已黄耆湯⑳	**子ども** なし

注 二朮湯㊼の構成生薬は，半夏，蒼朮，威霊仙，黄芩，香附子，陳皮，白朮，茯苓，甘草，生姜，天南星，そして和羌活の12種類です。字のごとく，蒼朮と白朮という2つの「朮」を含んでいます。蒼朮と白朮が区別して記載され始めたのは5世紀頃らしいです。いろいろと混乱を招いていますが，現在は蒼朮はホソバオケラで，一方白朮はオケラまたはオオバナオケラです。蒼朮は白朮に比べて利水作用が強く，白朮は虚弱な人向きと理解しています。

注 私は肩こりには漢方を処方しません。肩甲骨が動く運動を勧めています。誰かに後ろから肩甲骨に両手を当ててもらうと，肩甲骨の動きを実感できます。基本的に上肢が肩より上がる運動をしないと肩甲骨は動きません。現代社会ではそんな運動はほとんどありません。水泳を勧めています。無理な方には，窓掃除や床の掃除を勧めます。肩こりは期待していなとき には，しばしば治ります。他の症状が主訴のときに，漢方薬で対応すると，ついでに肩こりが軽快することはよく経験します。

38 むちうち症

Point① ▶ 葛根加朮附湯が首から上肢にかけてのしびれや痛みに有効なことがあります。
Point② ▶ 葛根加朮附湯がないときは，葛根湯①＋桂枝加朮附湯⑱で代用できます。
Point③ ▶ 葛根湯①は麻黄を含むので，華奢な人では桂枝加朮附湯⑱のみを使用しましょう。

基本となる西洋薬

鎮痛剤など

一手　まずこれをためしてみよう

大人 がっちり
葛根加朮附湯

大人 中肉中背
葛根加朮附湯

大人 虚弱
桂枝加朮附湯⑱

女性
桂枝加朮附湯⑱

高齢者
桂枝加朮附湯⑱

子ども
桂枝加朮附湯⑱

注
むちうち症に限らず，首から上肢，前腕，手に及ぶしびれや痛みには葛根加朮附湯が著効することがあります。葛根加朮附湯は三和生薬株式会社が保険適用漢方薬として販売しています。これがあれば最良ですが，ないときは，私は葛根湯①＋桂枝加朮附湯⑱で代用しています。葛根湯①には麻黄が含まれていますので，胃腸障害や動悸，高血圧などで麻黄関連漢方薬が飲めないときは，桂枝加朮附湯⑱のみを投与しています。また，駆瘀血剤である桂枝茯苓丸㉕を葛根加朮附湯に併用すると，経過の長い訴えにはより効果が認められることがあります。

39 打撲・捻挫

Point① まず「古血の溜まり」という漢方概念である瘀血(おけつ)を治す代表薬である桂枝茯苓丸(けいしぶくりょうがん)㉕をトライ。通導散(つうどうさん)(105)，治打撲一方(ぢだぼくいっぽう)(89)，桃核承気湯(とうかくじょうきとう)(61)も瘀血(おけつ)を治す薬です。

Point② 十全大補湯(じゅうぜんたいほとう)㊽や小建中湯(しょうけんちゅうとう)(99)は元気をつける薬なので，気長に投与しましょう。

基本となる対応

消炎鎮痛剤/湿布など

一手 まずこれをためしてみよう

大人 がっちり：桂枝茯苓丸(けいしぶくりょうがん)㉕保	女性：桂枝茯苓丸(けいしぶくりょうがん)㉕保
大人 中肉中背：桂枝茯苓丸(けいしぶくりょうがん)㉕保	高齢者：桂枝茯苓丸(けいしぶくりょうがん)㉕保
大人 虚弱：桂枝茯苓丸(けいしぶくりょうがん)㉕保	子ども：桂枝茯苓丸(けいしぶくりょうがん)㉕保

二手 うまくいかないときは……

大人 がっちり：通導散(つうどうさん)(105)保	女性：桃核承気湯(とうかくじょうきとう)(61)
大人 中肉中背：治打撲一方(ぢだぼくいっぽう)(89)保	高齢者：十全大補湯(じゅうぜんたいほとう)㊽
大人 虚弱：治打撲一方(ぢだぼくいっぽう)(89)保	子ども：小建中湯(しょうけんちゅうとう)(99)

40 こむら返り（けいれんを伴う疼痛）

Point① ▶ 漢方でも副作用は稀にあります。甘草含有漢方薬による偽アルドステロン症（高血圧，浮腫，低カリウム血症）には注意が必要です。芍薬甘草湯[68]には1日量で6gと最も多くの甘草が含まれています。長期投与は慎みましょう。

Point② ▶ ある程度，こむら返りが軽快すれば，八味地黄丸[7]に変更し，芍薬甘草湯[68]を頓服的に使用すると安全です。

Point③ ▶ エキス剤の漢方を併用すると甘草が重なることがあります。甘草が1日量2.5g以上になるときはちょっと注意しましょう。

基本となる対応

電解質（Ca，Mg）の検査（低マグネシウム血症などの否定）

まずこれをためしてみよう

大人 がっちり
芍薬甘草湯[68][保]

女性
芍薬甘草湯[68][保]

大人 中肉中背
芍薬甘草湯[68][保]

高齢者
芍薬甘草湯[68][保]

大人 虚弱
芍薬甘草湯[68][保]

子ども
芍薬甘草湯[68][保]

ある程度落ち着いたら

大人 がっちり
八味地黄丸[7]

女性
八味地黄丸[7]

大人 [中肉中背]
八味地黄丸(はちみじおうがん)⑦

高齢者
八味地黄丸(はちみじおうがん)⑦

大人 [虚弱]
八味地黄丸(はちみじおうがん)⑦

子ども
六味丸(ろくみがん)87

それでも治らないとき

ストレッチ／内科的病変の再チェック

[注] 芍薬甘草湯(しゃくやくかんぞうとう)68はこむら返りの他に，横紋筋や平滑筋を問わず，筋肉の攣縮様の発作を軽減すると言われています。ですから，尿管結石の痛み，ぎっくり腰，生理痛，急性腹痛，下痢，しゃっくりなどにも有効なことがあります。数日の使用であれば，1日数回使用しても問題ありません。こむら返りで1カ月以上処方するときは，眠前の投与のみ，または頓服が安心です。

[注] 八味地黄丸(はちみじおうがん)⑦は附子(ぶし)剤です。附子(ぶし)は乾姜(かんきょう)と並んで，強力な熱を誘導する生薬です。子どもは一般的に基礎代謝が亢進していますので，熱い状態です。熱い状態の者への附子(ぶし)の投与は注意が必要です。八味地黄丸(はちみじおうがん)⑦から附子(ぶし)と桂皮(けいひ)を抜いたものが六味丸(ろくみがん)87です。

[MEMO] 甘草(かんぞう)はツムラ保険適用漢方薬129種類中94種類の漢方薬に含まれており，いろいろなものを調和する作用があると言われています。甘草(かんぞう)は1日量2.5g以上で偽アルドステロン症の注意喚起がされます。甘草(かんぞう)含有量が多い漢方薬は順に以下の通りです。炙甘草(しゃかんぞう)は炙った甘草(かんぞう)ですので，炙甘草湯(しゃかんぞうとう)64も，甘草(かんぞう)含有量には注意が必要です。

【甘草(かんぞう)含有量が多い漢方薬】

1日量　6g	芍薬甘草湯(しゃくやくかんぞうとう)68
1日量　5g	甘麦大棗湯(かんばくたいそうとう)72
1日量　3g	小青竜湯(しょうせいりゅうとう)⑲，人参湯(にんじんとう)32，五淋散(ごりんさん)56，炙甘草湯(しゃかんぞうとう)64，芎帰膠艾湯(きゅうききょうがいとう)77，桂枝人参湯(けいしにんじんとう)82，黄連湯(おうれんとう)120，排膿散及湯(はいのうさんきゅうとう)122，桔梗湯(ききょうとう)138
1日量2.5g	半夏瀉心湯(はんげしゃしんとう)⑭

41 ヒステリー様症状（神経質・神経衰弱）

Point① ▶ ヒステリー様症状を気逆(きぎゃく)とも表現できます。そんな状態には苓桂朮甘湯(りょうけいじゅつかんとう)㊴や桂枝湯(けいしとう)類が有効という昔からの経験則があります。生薬の桂皮(けいひ)自体に気持ちを鎮める作用があります。

Point② ▶ 現代のストレス社会のヒステリー様症状には柴胡加竜骨牡蛎湯(さいこかりゅうこつぼれいとう)⑫や抑肝散(よくかんさん)(54)も使用されます。

基本となる西洋薬

なし

一手　まずこれをためしてみよう

大人 がっちり
柴胡加竜骨牡蛎湯(さいこかりゅうこつぼれいとう)⑫保

女性
柴胡加竜骨牡蛎湯(さいこかりゅうこつぼれいとう)⑫保

大人 中肉中背
柴胡加竜骨牡蛎湯(さいこかりゅうこつぼれいとう)⑫保

高齢者
柴胡加竜骨牡蛎湯(さいこかりゅうこつぼれいとう)⑫保

大人 虚弱
柴胡加竜骨牡蛎湯(さいこかりゅうこつぼれいとう)⑫保

子ども
小建中湯(しょうけんちゅうとう)(99)保

二手　うまくいかないときは……

大人 がっちり
苓桂朮甘湯(りょうけいじゅつかんとう)㊴保

女性
苓桂朮甘湯(りょうけいじゅつかんとう)㊴保

大人 [中肉中背]
苓桂朮甘湯(39)[保]

高齢者
苓桂朮甘湯(39)[保]

大人 [虚弱]
苓桂朮甘湯(39)[保]

子ども
桂枝加竜骨牡蛎湯(26)[保]

[三手] それでもうまくいかないときは……

だれにでも
抑肝散(54)

だれにでも
四逆散(35)[保]

[注] 桂枝湯(45)（桂皮，芍薬，大棗，甘草，生姜）をそのまま含んでいる漢方薬は，葛根湯(1)，葛根湯加川芎辛夷(2)，柴胡桂枝湯(10)，桂枝加朮附湯(18)，桂枝加竜骨牡蛎湯(26)，当帰四逆加呉茱萸生姜湯(38)，桂枝加芍薬湯(60)，五積散(63)，黄耆建中湯(98)，小建中湯(99)，当帰建中湯(123)，桂枝加芍薬大黄湯(134)です。

[MEMO] 桂皮は気持ちを落ち着ける作用があり，鎮痛，健胃，発汗作用もあります。桂皮はシナモンです。京都の生八ツ橋の匂いです。最近はコーヒーショップのトッピングにもありますね。

【桂皮含有漢方薬】

1日量 4g	安中散(5)，桂枝加朮附湯(18)，桂枝加竜骨牡蛎湯(26)，麻黄湯(27)，苓桂朮甘湯(39)，桂枝湯(45)，桂枝加芍薬湯(60)，桃核承気湯(61)，桂枝人参湯(82)，黄耆建中湯(98)，小建中湯(99)，当帰建中湯(123)，桂枝茯苓丸加薏苡仁(125)，桂枝加芍薬大黄湯(134)
1日量 3g	柴胡桂枝乾姜湯(11)，柴胡加竜骨牡蛎湯(12)，小青竜湯(19)，桂枝茯苓丸(25)，木防已湯(36)，当帰四逆加呉茱萸生姜湯(38)，十全大補湯(48)，薏苡仁湯(52)，炙甘草湯(64)，治打撲一方(89)，当帰湯(102)，黄連湯(120)
1日量2.5g	人参養栄湯(108)，茵蔯五苓散(117)
1日量 2g	葛根湯(1)，葛根湯加川芎辛夷(2)，柴胡桂枝湯(10)，女神散(67)，温経湯(106)，柴苓湯(114)，胃苓湯(115)
1日量1.5g	五苓散(17)
1日量 1g	八味地黄丸(7)，五積散(63)，牛車腎気丸(107)

42 気合いが入らない

Point① ▶ 気合いを入れれば治るんじゃないの？ 軍隊にでも入れてしまえばすぐに治るんじゃないの？ なんて揶揄されるような症状，気合いが入らない症状を，気虚（ききょ）と言ったりします。そんな症状に参耆剤（じんぎ）や四君子湯（しくんしとう）(75)などの人参（にんじん）剤が有効です。

Point② ▶ また血虚（けっきょ）（エネルギー不足）を治す薬のひとつに四物湯（しもつとう）(71)があります。十全大補湯（じゅうぜんたいほとう）㊽は四物湯（しもつとう）(71)と，四君子湯（しくんしとう）(75)の4つの君薬（くんやく）（蒼朮（そうじゅつ），甘草（かんぞう），茯苓（ぶくりょう），人参（にんじん））が入っていますので，気血両虚（きけつりょうきょ）の薬などと呼ばれます。

基本となる西洋薬

なし

一手 まずこれをためしてみよう

大人 がっちり
補中益気湯（ほちゅうえっきとう）㊶

女性
補中益気湯（ほちゅうえっきとう）㊶

大人 中肉中背
補中益気湯（ほちゅうえっきとう）㊶

高齢者
補中益気湯（ほちゅうえっきとう）㊶

大人 虚弱
補中益気湯（ほちゅうえっきとう）㊶

子ども
小建中湯（しょうけんちゅうとう）(99)

二手 うまくいかないときは……

大人 がっちり
大柴胡湯（だいさいことう）⑧

女性
六君子湯（りっくんしとう）㊸

大人 中肉中背
六君子湯㊸

高齢者
六君子湯㊸

大人 虚弱
六君子湯㊸

子ども
六君子湯㊸

三手 それでもうまくいかないときは……

だれにでも
十全大補湯㊽

注

大柴胡湯⑧は元気がない状態に効きます。勃起不全にも有効なことがあります。不思議ですね。子どもで元気がないときは，やっぱり小建中湯(99)です。一過性に虚弱児のようになっているとイメージすると処方しやすいですね。

MEMO

人参は気力をつける生薬です。ここで登場する人参はスーパーや八百屋で売っているニンジンではありません。朝鮮人参です。また，小柴胡湯⑨などにはあえて朝鮮人参ではなく竹節人参を使用する先生もいます。常に代替品を探してきた歴史が，ある意味，漢方の歴史です。

【人参含有漢方薬】

1日量 4g	補中益気湯㊶，六君子湯㊸，四君子湯(75)
1日量3.5g	清暑益気湯(136)
1日量 3g	小柴胡湯⑨，人参湯㉜，木防已湯㊱，十全大補湯㊽，炙甘草湯(64)，帰脾湯(65)，茯苓飲(69)，桂枝人参湯(82)，柴朴湯(96)，大建中湯(100)，当帰湯(102)，人参養栄湯(108)，小柴胡湯加桔梗石膏(109)，清心蓮子飲(111)，柴苓湯(114)，茯苓飲合半夏厚朴湯(116)，黄連湯(120)，啓脾湯(128)，加味帰脾湯(137)
1日量2.5g	柴胡加竜骨牡蛎湯⑫，半夏瀉心湯⑭
1日量 2g	柴胡桂枝湯⑩，麦門冬湯㉙，呉茱萸湯㉛，釣藤散㊼，女神散(67)，柴陥湯(73)，温経湯(106)
1日量1.5g	白虎加人参湯㉞，半夏白朮天麻湯㊲，参蘇飲(66)，大防風湯(97)
1日量 1g	竹筎温胆湯(91)

43 気の巡りが悪い（不安神経症）

Point① ▶ 日常用語で言う「気の巡りが悪い」というような状態を気うつと理解するのがわかりやすいと思います。そんなときに，半夏厚朴湯（はんげこうぼくとう）⑯や香蘇散（こうそさん）⑳，加味逍遙散（かみしょうようさん）㉔，柴朴湯（さいぼくとう）96などが有効なことがあります。

Point② ▶ 半夏厚朴湯（はんげこうぼくとう）⑯の保険病名は不安神経症，神経性胃炎，つわり，咳，しわがれ声，神経性食道狭窄症，不眠症となっています。気の巡りが悪い人は，のどの違和感を結構訴えます。昔の中国では咽中炙臠（いんちゅうしゃれん）と表現しました。炙った肉がのどにいるという意味です。また日本では梅核気（ばいかくき）とも呼びました。梅の種がのどにあるといったイメージです。現代ではそれを神経性食道狭窄と表現しています。一見胡散臭いですが，多くの人が訴えるのどの違和感への表現のひとつです。

基本となる西洋薬

選択的セロトニン再取込み阻害薬（selective serotonin reuptake inhibitor：SSRI）/ソラナックス®など

一手 まずこれをためしてみよう

大人 がっちり
半夏厚朴湯（はんげこうぼくとう）⑯ 保

女性
半夏厚朴湯（はんげこうぼくとう）⑯ 保

大人 中肉中背
半夏厚朴湯（はんげこうぼくとう）⑯ 保

高齢者
半夏厚朴湯（はんげこうぼくとう）⑯ 保

大人 虚弱
半夏厚朴湯（はんげこうぼくとう）⑯ 保

子ども
小建中湯（しょうけんちゅうとう）99

二手 うまくいかないときは……

大人 がっちり
香蘇散（こうそさん）(70)

女性
香蘇散（こうそさん）(70)

大人 中肉中背
香蘇散（こうそさん）(70)

高齢者
香蘇散（こうそさん）(70)

大人 虚弱
香蘇散（こうそさん）(70)

子ども
半夏厚朴湯（はんげこうぼくとう）⑯ 保

三手 それでもうまくいかないときは……

だれにでも
加味逍遙散（かみしょうようさん）㉔

だれにでも
柴朴湯（さいぼくとう）(96) 保

だれにでも
茯苓飲合半夏厚朴湯（ぶくりょういんごうはんげこうぼくとう）(116) 保

MEMO

香附子（こうぶし）は気を晴らす生薬です。香附子（こうぶし）と附子（ぶし）は無関係です。

【香附子（こうぶし）含有漢方薬】

1日量　4g	香蘇散（こうそさん）(70)，川芎茶調散（せんきゅうちゃちょうさん）(124)
1日量　3g	女神散（にょしんさん）(67)，滋陰至宝湯（じいんしほうとう）(92)
1日量2.5g	二朮湯（にじゅつとう）(88)
1日量　2g	竹筎温胆湯（ちくじょうんたんとう）(91)

MEMO

蘇葉（そよう）はシソの葉っぱで，気を晴らす生薬です。

【蘇葉（そよう）含有漢方薬】

1日量　2g	半夏厚朴湯（はんげこうぼくとう）⑯，香蘇散（こうそさん）(70)，柴朴湯（さいぼくとう）(96)，茯苓飲合半夏厚朴湯（ぶくりょういんごうはんげこうぼくとう）(116)
1日量1.5g	神秘湯（しんぴとう）(85)
1日量　1g	参蘇飲（じんそいん）(66)

44 精神不安・うつ病もどき（ノイローゼ・神経症）

Point ▶ うつ状態を含めて漢方薬はそこそこ有効です。むしろ，軽度のうつ病には西洋薬をすぐに使用するよりも漢方薬と休息で対応して，時間を稼いだほうが有益だと思っています。

基本となる西洋薬

選択的セロトニン再取込み阻害薬（selective serotonin reuptake inhibitor：SSRI）/デパス®など

一手　まずこれをためしてみよう

大人 [がっちり]
大柴胡湯（だいさいことう）⑧ [保]

大人 [中肉中背]
加味帰脾湯（かみきひとう）137 [保]

大人 [虚弱]
加味帰脾湯（かみきひとう）137 [保]

女性
加味帰脾湯（かみきひとう）137 [保]

高齢者
加味帰脾湯（かみきひとう）137 [保]

子ども
小建中湯（しょうけんちゅうとう）99

二手　うまくいかないときは……

大人 [がっちり]
黄連解毒湯（おうれんげどくとう）⑮ [保]

大人 [中肉中背]
柴胡桂枝乾姜湯（さいこけいしかんきょうとう）⑪ [保]

女性
温経湯（うんけいとう）106 [保]

高齢者
温清飲（うんせいいん）57 [保]

大人 虚弱	子ども
りょうけいじゅつかんとう 苓桂朮甘湯 ㊴ 保	さいこせいかんとう 柴胡清肝湯 ㊼ 保

三手 それでもうまくいかないときは……

だれにでも	だれにでも
よくかんさん 抑肝散 ㊾ 保	よくかんさんかちんぴはんげ 抑肝散加陳皮半夏 ㊱ 保

だれにでも	がっちり〜中肉中背
はんげしゃしんとう 半夏瀉心湯 ⑭ 保	だいじょうきとう 大承気湯 ⑬ 保

注 加味帰脾湯⑬⑦は帰脾湯㊻に柴胡と山梔子を加えたものですが，実は加味帰脾湯⑬⑦は蒼朮で帰脾湯㊻は白朮です。

MEMO 木香は健胃，整腸作用があります。不思議なことに，気分を改善する漢方に含まれます。

【木香含有漢方薬】

1日量 1g	帰脾湯㊻，女神散㊿，加味帰脾湯⑬⑦

MEMO 白朮は利水作用に加え元気をつけます。

【白朮含有漢方薬】

1日量 4g	人参養栄湯⑩⑧
1日量 3g	半夏白朮天麻湯㊲，帰脾湯㊻，滋陰至宝湯㊈⑵，苓姜朮甘湯⑪⑧
1日量 2.5g	二朮湯㊷，胃苓湯⑮
1日量 2g	防風通聖散㊷

診療のヒント 漢方薬は食事の延長といったイメージですので，内服して体調が良好であれば，何年飲んでも通常問題ありません。しかし，途中で味が美味しくなくなったと患者さんが言ったときは中止のサインです。

45 神経過敏状態（ノイローゼ・神経症・ヒステリー）

Point ▶ 神経興奮状態には抑肝散㊴が有効です。抑肝散㊴の「肝」は，肝積の「肝」と同じです。肝積を抑えると思うとわかりやすいですね。抑肝散㊴にも柴胡が含まれていますが，他の柴胡剤にも鎮静作用があります。

基本となる西洋薬

デパス®／セルシン®など

一手　まずこれをためしてみよう

大人（がっちり）
大柴胡湯⑧ 保

大人（中肉中背）
抑肝散㊴ 保

大人（虚弱）
抑肝散加陳皮半夏㊓ 保

女性
抑肝散㊴ 保

高齢者
抑肝散㊴ 保

子ども
小建中湯㊙

二手　うまくいかないときは……

大人（がっちり）
大承気湯⑬ 保

大人（中肉中背）
柴胡加竜骨牡蛎湯⑫ 保

女性
温経湯⑩ 保

高齢者
温清飲㊼ 保

大人 [虚弱]
柴胡桂枝乾姜湯⑪[保]

子ども
柴胡清肝湯⑧⓪[保]

三手 それでもうまくいかないときは……

だれにでも
半夏瀉心湯⑭[保]

[注] 加味逍遙散㉔は柴胡，蒼朮，当帰，茯苓，甘草，芍薬，山梔子，牡丹皮，生姜，薄荷の10種類の構成生薬，一方で抑肝散54は柴胡，蒼朮，当帰，茯苓，甘草，川芎，釣藤鈎の7種類の構成生薬です。5種類が共通です。面白いですね。

[注] 半夏瀉心湯⑭は小柴胡湯⑨の柴胡を黄連に，生姜を乾姜に変えたものです。他の5つの生薬（人参，半夏，甘草，黄芩，大棗）は同一です。小柴胡湯⑨が効かないときに半夏瀉心湯⑭を試すことがあるほど（もちろん逆のこともありえます），いろいろな病気に使用可能です。そんな一面がみえる配置です。

[MEMO] 山梔子はクチナシです。鎮静，鎮痛，消炎，止血に効果があります。

【山梔子含有漢方薬】

1日量　3g	辛夷清肺湯104，茵蔯蒿湯135
1日量2.5g	清上防風湯58
1日量　2g	黄連解毒湯⑮，加味逍遙散㉔，五淋散56，清肺湯90，加味帰脾湯137
1日量1.5g	荊芥連翹湯50，温清飲57，柴胡清肝湯80
1日量1.2g	防風通聖散62
1日量　1g	竜胆瀉肝湯76

漢方の真価

漢方は西洋薬に比べて平均薬価は1/5です。そして漢方は併用すればするほど効かなくなるので，基本は1剤または相性のよい2剤の使用です。その上，体質改善の効果があります。その結果，西洋薬の内服量が減ります。つまり医療費の削減に繋がるのです。医療経済の目先の削減を目的に，高々1000億円の支出をカットすること（保険から外すこと）は間違っています。医療経済のためにも，漢方はもっと保険適用で処方され，西洋医の当然の治療手段となるべきです。漢方という特殊な言葉やイメージはなくなってもよいと思っています。

46 認知症の周辺症状（神経症）

- **Point①** ▶ 認知症そのものへの効果はいまだ不明です。でも周辺症状には有効です。
- **Point②** ▶ 特に，凶暴になるタイプには著効することがあります。
- **Point③** ▶ 虚弱者には，抑肝散加陳皮半夏⑧でトライしましょう。

基本となる西洋薬

グラマリール®／セロクエル®／リスパダール®など

一手　まずこれをためしてみよう

大人　がっちり　抑肝散㊺保	**女性**　抑肝散㊺保
大人　中肉中背　抑肝散㊺保	**高齢者**　抑肝散㊺保
大人　虚弱　抑肝散加陳皮半夏⑧保	**子ども**　なし

二手　うまくいかないときは……

子ども以外　抑肝散加陳皮半夏⑧保	**子ども**　なし

47 悪夢（神経衰弱）

Point① ▶ 悪夢といえば，桂枝加竜骨牡蛎湯㉖です。改善すると，夢を見ても，怖い夢ではなくなるといいます。

Point② ▶ 結構患者さんは悪夢を訴えることがあるので，知っていると重宝します。

基本となる西洋薬

なし

一手　まずこれをためしてみよう

大人 がっちり
桂枝加竜骨牡蛎湯㉖保

大人 中肉中背
桂枝加竜骨牡蛎湯㉖保

大人 虚弱
桂枝加竜骨牡蛎湯㉖保

女性
桂枝加竜骨牡蛎湯㉖保

高齢者
桂枝加竜骨牡蛎湯㉖保

子ども
桂枝加竜骨牡蛎湯㉖保

注 竜骨や牡蛎が含まれている漢方薬は夢見をよくします。よって，安中散⑤や，柴胡桂枝乾姜湯⑪，柴胡加竜骨牡蛎湯⑫などでもよく眠れることはあります。

48 夜泣き（小児夜泣き）

Point① ▶ まず，子どもをかわいがりましょう。愛情を注ぎましょう。

Point② ▶ 子どもは親の気持ちを代弁します。親も一緒に抑肝散（よくかんさん）(54)を飲む（母子同服（ぼしどうふく））のが古典でも薦められています。

Point③ ▶ 小建中湯（しょうけんちゅうとう）(99)は気長に飲ませます。子どもの万能薬です。

基本となる西洋薬

なし

一手　まずこれをためしてみよう

大人（がっちり）
なし

女性
なし

大人（中肉中背）
なし

高齢者
なし

大人（虚弱）
なし

子ども
抑肝散（よくかんさん）(54) 保

二手　うまくいかないときは……

子ども以外
なし

子ども
小建中湯（しょうけんちゅうとう）(99) 保

49 多汗症

Point① 汗がたくさん出る状態は，自律神経のバランスが悪いと思いましょう。体質改善の漢方が有効なことあります。

Point② 黄耆(おうぎ)が寝汗を鎮めることは有名です。防已黄耆湯(ぼういおうぎとう)⑳や参耆剤(じんぎざい)で寝汗が楽になることがあります。

Point③ ストレスを減らす，ストレスに強くなる，多汗状態を受け入れることも大切な指導方法です。

基本となる西洋薬

なし

一手 まずこれをためしてみよう

大人 がっちり
大柴胡湯(だいさいことう)⑧

女性
当帰芍薬散(とうきしゃくやくさん)㉓

大人 中肉中背
防已黄耆湯(ぼういおうぎとう)⑳ 保

高齢者
防已黄耆湯(ぼういおうぎとう)⑳ 保

大人 虚弱
防已黄耆湯(ぼういおうぎとう)⑳ 保

子ども
小建中湯(しょうけんちゅうとう)(99)

二手 うまくいかないときは……

だれにでも
補中益気湯(ほちゅうえっきとう)(41) 保

50 疲れ・だるさ（疲労倦怠）

Point①▶ まず体質改善の漢方薬が第一選択です。
Point②▶ 疲れと言えば，参耆剤。その王様は補中益気湯㊶です。
Point③▶ もちろん，日常生活の改善も大切な指導のひとつです。

基本となる西洋薬

なし

一手　まずこれをためしてみよう

大人 がっちり
大柴胡湯⑧

大人 中肉中背
小柴胡湯⑨

大人 虚弱
柴胡桂枝湯⑩

女性
当帰芍薬散㉓保

高齢者
真武湯㉚

子ども
小建中湯㉟保

二手　うまくいかないときは……

だれにでも
補中益気湯㊶保

51 暑気あたり

Point①▶ 本物の熱中症を漢方だけで対処することは馬鹿げています。
Point②▶ 軽い熱中症にでもなったかな？ といった状態には五苓散⑰が有効です。
Point③▶ 熱中症になりやすい体を治したい，暑さ負けしない薬をくれ，などと言われたら，暑気あたりに有効な参耆剤である清暑益気湯⑱の出番です。

基本となる西洋薬

なし

一手　まずこれをためしてみよう

大人 がっちり
五苓散⑰ 保

女性
五苓散⑰ 保

大人 中肉中背
五苓散⑰ 保

高齢者
五苓散⑰ 保

大人 虚弱
五苓散⑰ 保

子ども
五苓散⑰ 保

二手　うまくいかないときは……

だれにでも
清暑益気湯⑱ 保

(52) こじれたら・長引いたら（亜急性期～慢性期）

Point①▶ こじれた状態（亜急性期～慢性期）には構成生薬に柴胡(さいこ)を含有する柴胡(さいこ)剤を使用します。

Point②▶ 漢方では急性期を太陽病，こじれた状態を少陽病と言います。少陽病期の代表的生薬が柴胡(さいこ)です。

Point③▶ 代表的柴胡(さいこ)剤にはがっちりタイプ（実証）から虚弱な体質（虚証）に向かって，大柴胡湯(だいさいことう)⑧，柴胡加竜骨牡蛎湯(さいこかりゅうこつぼれいとう)⑫，小柴胡湯(しょうさいことう)⑨，柴胡桂枝湯(さいこけいしとう)⑩，そして柴胡桂枝乾姜湯(さいこけいしかんきょうとう)⑪とラインナップがあります。

基本となる対応

内科病変をチェックする

一手　まずこれをためしてみよう

大人 がっちり
大柴胡湯(だいさいことう)⑧

女性
柴胡桂枝乾姜湯(さいこけいしかんきょうとう)⑪

大人 中肉中背
小柴胡湯(しょうさいことう)⑨

高齢者
補中益気湯(ほちゅうえっきとう)㊶

大人 虚弱
柴胡桂枝湯(さいこけいしとう)⑩

子ども
小建中湯(しょうけんちゅうとう)(99)

二手　うまくいかないときは……

大人 がっちり
大柴胡湯(だいさいことう)⑧＋桃核承気湯(とうかくじょうきとう)(61)

女性
小柴胡湯(しょうさいことう)⑨＋当帰芍薬散(とうきしゃくやくさん)㉓

大人 中肉中背	高齢者
大柴胡湯⑧＋桂枝茯苓丸㉕	補中益気湯㊶＋当帰芍薬散㉓

大人 虚弱	子ども
小柴胡湯⑨＋当帰芍薬散㉓	小柴胡湯⑨

三手 それでもうまくいかないときは……

だれにでも
柴胡桂枝湯⑩

注 柴胡剤と駆瘀血剤はベストマッチです。漢方薬は生薬の足し算ですので，あまりにも多くの漢方薬を併用すると効かなくなります。併用するときは相性のよい漢方薬を用いることが大切で，そのベストマッチが柴胡剤と駆瘀血剤です。瘀血と言う概念は漢方独特で最初は「古血の溜まり」とでも理解しましょう。瘀血を治す駆瘀血剤は決まっていますので，最初は駆瘀血剤で治る状態を瘀血と割り切って考えることも処方選択には有用です。

注 駆瘀血剤は当帰芍薬散㉓，加味逍遙散㉔，桂枝茯苓丸㉕，大黄牡丹皮湯㉝，当帰四逆加呉茱萸生姜湯㊳，桃核承気湯㉚，通導散⑩⑤，温経湯⑩⑥などです。実証向けの駆瘀血剤は，駆瘀血効果の強い生薬である桃仁，牡丹皮，紅花，大黄，当帰を2つ以上含みます。また，駆瘀血効果を期待する生薬として大黄があれば，実証向けの駆瘀血剤と考えられます。虚証向けの駆瘀血剤は当帰を含み，かつ地黄を含みません。それが私なりの法則です。この法則でほぼ整合性がとれます。上記の駆瘀血剤で言うと，桂枝茯苓丸㉕，大黄牡丹皮湯㉝，桃核承気湯㉚，通導散⑩⑤は実証向け。加味逍遙散㉔と温経湯⑩⑥は中間。その他は虚証向けです。

診療のヒント ○○湯とあるものは煎じ薬です。一方で○○散は複数の生薬を粉砕したもの，○○丸は○○散を煉蜜で丸剤としたものです。ところが，○○散料，○○丸料となると，散剤や丸剤の分量を煎じて使用しろということになります。ツムラ保険適用漢方内服エキス剤はすべて煎じ薬のエキス剤です。

53 不眠症

Point① ▶ 現代西洋医学の睡眠薬に漢方はかないません。しかし，漢方には依存症も離脱症状もありません。いろいろと気軽に試せばよいのです。

Point② ▶ また現代西洋医学の睡眠薬に常用量依存の問題が生じ，患者さんが睡眠薬を止めたい，減量したいときなどには漢方は本当に有用です。

基本となる西洋薬

マイスリー®／アモバン®／ロゼレム®など

一手 まずこれをためしてみよう

大人 がっちり	女性
加味帰脾湯 137 保	加味帰脾湯 137 保

大人 中肉中背	高齢者
加味帰脾湯 137 保	加味帰脾湯 137 保

大人 虚弱	子ども
加味帰脾湯 137 保	なし 遊ばせろ！

二手 うまくいかないときは……

大人 がっちり	女性
大柴胡湯 8 保	酸棗仁湯 103 保

大人 中肉中背	高齢者
抑肝散 54 保	帰脾湯 65 保

大人 虚弱
抑肝散加陳皮半夏 ㉘ 保

子ども
小建中湯 ㉙

三手 それでもうまくいかないときは……

だれにでも
半夏厚朴湯 ⑯ 保

だれにでも
柴胡桂枝乾姜湯 ⑪ 保

だれにでも
温経湯 ⑯ 保

注 不眠の漢方薬は，毎食前に飲んでも有効，また眠前でも有効です。加味帰脾湯⑱を毎食前に，そして眠前に抑肝散㊴という処方構成も頻用されます。いろいろと患者さんと一緒に試してみて下さい。西洋薬のように吸い込まれる感じで睡眠に移ることはありませんが，健康的な熟眠感は漢方のほうが得られやすいと思います。昼寝をしない，朝決まった時間に起きて日の光を浴びる，寝る前にカフェインを避けるなどの努力も当然必要です。

MEMO 遠志は鎮静作用があります。
【遠志含有漢方薬】

| 1日量 2g | 帰脾湯㉕，人参養栄湯⑱，加味帰脾湯⑱ |

MEMO 酸棗仁は鎮静作用があります。酸棗仁湯⑱は疲れて不眠のときも，また寝過ぎるときにも有効と言われています。両極端な症状に効くところが漢方らしいですね。
【酸棗仁含有漢方薬】

| 1日量 10g | 酸棗仁湯⑱ |
| 1日量 3g | 帰脾湯㉕，加味帰脾湯⑱ |

54 病後の体力低下

> **Point** ▶ 漢方薬で体力低下を補うものは参耆剤と建中湯類です。建中湯類は膠飴を含有しています。黄耆建中湯㉘，小建中湯㉙，大建中湯⑩が膠飴を含んでいます。当帰建中湯⑫㉓は膠飴を含んでいませんが，例外的に建中湯という字を含んでいます。

基本となる西洋薬

なし

一手 まずこれをためしてみよう

- 大人 がっちり：補中益気湯㊶ 保
- 大人 中肉中背：補中益気湯㊶ 保
- 大人 虚弱：補中益気湯㊶ 保
- 女性：補中益気湯㊶ 保
- 高齢者：補中益気湯㊶ 保
- 子ども：小建中湯㉙

二手 うまくいかないときは……

- 大人 がっちり：大柴胡湯⑧
- 大人 中肉中背：十全大補湯㊽ 保
- 女性：当帰建中湯⑫㉓
- 高齢者：黄耆建中湯㉘ 保

大人 [虚弱]
人参養栄湯[108][保]

子ども
補中益気湯[41][保]

[三手] それでもうまくいかないときは……

だれにでも
小建中湯[99]

[注] 補中益気湯[41]は十全大補湯[48]と並んで，参耆剤の横綱です。気力体力をつける漢方薬ですので，保険病名にもたくさんの症状が並んでいます。補中益気湯[41]の保険病名は，夏やせ，病後の体力増強，結核症，食欲不振，胃下垂，感冒，痔，脱肛，子宮下垂，陰萎，半身不随，多汗症です。十全大補湯[48]の保険病名は，病後の体力低下，疲労倦怠，食欲不振，寝汗，手足の冷え，貧血となっています。

[MEMO] 人参と黄耆で参耆剤です。また黄耆には止汗作用があります。七物降下湯[46]は大塚敬節先生が自分自身の高血圧と眼疾患のために作り出した漢方薬です。四物湯[71]＋釣藤鈎＋黄柏＋黄耆です。保険適用漢方薬となった漢方薬の中では，最も新しい漢方薬ですね。これからも時代のニーズに合った漢方薬が登場することを祈っています。

【黄耆含有漢方薬】

1日量　5g	防已黄耆湯[20]
1日量　4g	補中益気湯[41]，黄耆建中湯[98]
1日量　3g	七物降下湯[46]，十全大補湯[48]，帰脾湯[65]，大防風湯[97]，清暑益気湯[136]，加味帰脾湯[137]
1日量　2g	清心蓮子飲[111]
1日量1.5g	半夏白朮天麻湯[37]，当帰飲子[86]，当帰湯[102]，人参養栄湯[108]

診療のヒント

西洋医学で治らないような訴えに漢方で対処する場合は，再診は基本的に4週間後です。4週間後に悪化していれば中止，少しでもよくなっていれば続行です。今までのいろいろな西洋医学的治療でびくともしなかったのですから，ちょっとの変化もよしとして続行です。

55 手足・腰の冷え

Point①▶ 当帰四逆加呉茱萸生姜湯㊳はしもやけの特効薬で末梢タイプの冷え症に有効です。

Point②▶ 冷えを感じれば冷え症ですので，顔が熱くて首から下が冷たいなどのホットフラッシュも冷え症を訴えます。そんなときには加味逍遙散㉔も有効です。

基本となる西洋薬

なし

一手 まずこれをためしてみよう

大人（がっちり）
当帰四逆加呉茱萸生姜湯㊳保

女性
当帰四逆加呉茱萸生姜湯㊳保

大人（中肉中背）
当帰四逆加呉茱萸生姜湯㊳保

高齢者
当帰四逆加呉茱萸生姜湯㊳保

大人（虚弱）
当帰四逆加呉茱萸生姜湯㊳保

子ども
小建中湯㊾保

二手 うまくいかないときは……

大人（がっちり）
大柴胡湯⑧

女性
当帰芍薬散㉓保

大人（中肉中背）
苓姜朮甘湯⑱保

高齢者
人参養栄湯⑩⑧保

大人 虚弱
十全大補湯(じゅうぜんたいほとう)㊽ 保

子ども
当帰四逆加呉茱萸生姜湯(とうきしぎゃくかごしゅゆしょうきょうとう)㊳ 保

三手 それでもうまくいかないときは……

だれにでも
加味逍遙散(かみしょうようさん)㉔ 保

女性
温経湯(うんけいとう)(106) 保

MEMO

乾姜(かんきょう)は強く温める薬です。日本の乾姜(かんきょう)は，湯通しして乾かしたショウガです。

【乾姜(かんきょう)含有漢方薬】

1日量　5g	大建中湯(だいけんちゅうとう)(100)
1日量　3g	小青竜湯(しょうせいりゅうとう)⑲，人参湯(にんじんとう)㉜，苓姜朮甘湯(りょうきょうじゅつかんとう)(118)，黄連湯(おうれんとう)(120)
1日量2.5g	半夏瀉心湯(はんげしゃしんとう)⑭
1日量　2g	柴胡桂枝乾姜湯(さいこけいしかんきょうとう)⑪，桂枝人参湯(けいしにんじんとう)(82)，苓甘姜味辛夏仁湯(りょうかんきょうみしんげにんとう)(119)
1日量1.5g	当帰湯(とうきとう)(102)
1日量　1g	半夏白朮天麻湯(はんげびゃくじゅつてんまとう)㊲，大防風湯(だいぼうふうとう)(97)

古典も結構面白い

「未婚の娘が妊娠してぶらぶらと患っているのを治療しかかって，妊娠していることがしだいにはっきりしたとき，そのままにして治療を続けては問題が起こる。けれども，本人に直接言うのもうまくない。その親に事情を告げねばならない。そのようなときの心得というものがある。粗略な扱いをしてはいけない。どのような親でも我が子にそのような不埒なことがあったとわかれば，必ず驚きうろたえる。冷静に受け取ることができないものである。我が子に直接問いただし，娘が自殺をするというような最悪の結果になることもある。ひとつの命をおろそかにしてしまうということは『済生の道』に背くというもので，気づかなかったほうがましである。医者という者は，済生の心を第一とし，冷静に対処させ，ことがおこらないように仕向けるのが本来の役割である。冷静に対処する一例を挙げるなら･･･（以下略）」現代でも通用するような患者の見方である。古典も有益なところを拾い読みするのはとても楽しい。

『飛訳モダン・カンポウ　拾い読み蕉窓雑話』（新見正則著，新興医学出版社）より

56 関節リウマチ・関節痛

Point ▶ 痛み止めの基本は麻黄(まおう)含有漢方薬（麻黄(まおう)剤）です。NSAIDsのない時代，葛根湯(かっこんとう)①などの麻黄(まおう)剤でいろいろな痛みに対処しました。麻黄(まおう)が飲めないときは，附子(ぶし)を含む桂枝加朮附湯(けいしかじゅつぶとう)⑱や真武湯(しんぶとう)㉚，大防風湯(だいぼうふうとう)(97)を使用します。

基本となる西洋薬

抗リウマチ薬／免疫抑制薬／ロキソニン®／ボルタレン®／トラムセット®／生物学的製剤など

一手 まずこれをためしてみよう

- 大人 がっちり：麻黄湯(まおうとう)㉗ 保
- 女性：桂枝加朮附湯(けいしかじゅつぶとう)⑱ 保
- 大人 中肉中背：麻黄湯(まおうとう)㉗ 保
- 高齢者：真武湯(しんぶとう)㉚ 保
- 大人 虚弱：桂枝加朮附湯(けいしかじゅつぶとう)⑱ 保
- 子ども：麻黄湯(まおうとう)㉗ 保

二手 うまくいかないときは……

- 大人 がっちり：越婢加朮湯(えっぴかじゅつとう)㉘ 保
- 女性：五積散(ごしゃくさん)(63) 保
- 大人 中肉中背：麻杏薏甘湯(まきょうよくかんとう)(78) 保
- 高齢者：大防風湯(だいぼうふうとう)(97) 保

大人 虚弱
大防風湯(97)保

子ども
越婢加朮湯㉘保

三手 それでもうまくいかないときは……

だれにでも
疎経活血湯(53)保

がっちり～中肉中背
薏苡仁湯(52)保

注 落語の枕話のひとつである「葛根湯医者」。医者はどんな患者が来ても葛根湯①を処方したという，ヤブ医者の代名詞のような医師の対応を揶揄したものです。しかし葛根湯①はいろいろな病気に有効であったので，実は名医だったのかもしれません。実際に葛根湯①の保険病名には感冒，鼻かぜ，熱性疾患の初期，炎症性疾患(結膜炎，角膜炎，中耳炎，扁桃腺炎，乳腺炎，リンパ節炎)，肩こり，上半身の神経痛，蕁麻疹と多方面の疾患が並んでいます。

MEMO 薏苡仁は鎮痛作用があり，皮膚病変にも有効です。薏苡仁はハトムギです。ハトムギは民間療法として皮膚疾患に使用されています。薏苡仁湯(52)は麻黄剤ですので，ちょっと注意しましょう。

【薏苡仁含有漢方薬】

1日量 10g	麻杏薏甘湯(78)，桂枝茯苓丸加薏苡仁(125)
1日量　8g	薏苡仁湯(52)

漢方の呪縛

漢方では古典を読めと言われます。その古典は本当に素晴らしいのでしょうか。へそ曲がりの私はついつい疑ってしまいます。一子相伝などと称して門外不出を守り抜いた薬もあります。実は江戸時代には脚気を治す方法を知っている藩もあったそうです。入門して数年して，やっと真実を教えてもらえるようなシステムでした。ところが，シーボルトは惜しげもなく最初から日本人に西洋医学を教えたのですね。西洋医学の素晴らしさもさることながら，その教えに対する姿勢にもシーボルトの門人は驚かされたのです。現代の日本では，医師であれば漢方を処方できます。惜しげもなく知恵をオープンにする，そしてより簡単に習得できるシステムが必要です。

57 更年期障害もどき（自律神経失調症もどき・血の道症・月経痛）

Point①▶ 更年期障害もどきとあります。つまり閉経に無関係です。子どもにも起こりえます。いわゆる，自律神経失調症とも言えます。

Point②▶ また男性でも「家内の更年期障害と同じような症状だ」と訴える人もいます。そんなときには加味逍遙散㉔がファーストチョイスです。女性に使用すると思われる漢方薬を男性にも使用できるようになることも，漢方上達の道です。

基本となる西洋薬

デパス®／女性ホルモン配合剤など

一手　まずこれをためしてみよう

- 大人（がっちり）　加味逍遙散㉔ 保
- 女性　加味逍遙散㉔ 保
- 大人（中肉中背）　加味逍遙散㉔ 保
- 高齢者　加味逍遙散㉔ 保
- 大人（虚弱）　加味逍遙散㉔ 保
- 子ども　小建中湯㉙

二手　うまくいかないときは……

- 大人（がっちり）　通導散⑩⑤ 保
- 女性　当帰芍薬散㉓ 保

57 更年期障害もどき（自律神経失調症もどき・血の道症・月経痛）

大人（中肉中背）
にょしんさん
女神散 ㊼ 保

高齢者
しもつとう
四物湯 ㊼ 保

大人（虚弱）
さいこけいしかんきょうとう
柴胡桂枝乾姜湯 ⑪ 保

子ども
かみしょうようさん
加味逍遙散 ㉔ 保

三手　それでもうまくいかないときは……

がっちり〜中肉中背
さんおうしゃしんとう
三黄瀉心湯 ⑬ 保

だれにでも
けいしぶくりょうがんかよくいにん
桂枝茯苓丸加薏苡仁 ㉕ 保

だれにでも
うんけいとう
温経湯 ⑩⑥ 保

だれにでも
けいしぶくりょうがん
桂枝茯苓丸 ㉕ 保

だれにでも
せんきゅうちゃちょうさん
川芎茶調散 ⑭ 保

子ども
とうきけんちゅうとう
当帰建中湯 ⑬ 保

注 加味逍遙散㉔は男性にも有効です。保険病名は冷え症，虚弱体質，月経不順，月経困難，更年期障害，血の道症となっています。冷え症と虚弱体質があるので何とか男性にも処方可能ですね。男性更年期障害にも有効です。

注 桂枝茯苓丸㉕も男性に有効です。保険病名は子宮並びにその付属器の炎症，子宮内膜炎，月経不順，月経困難，帯下，更年期障害，冷え症，腹膜炎，打撲症，痔疾患，睾丸炎です。睾丸炎という男性特有の病気があるのがうれしいですね。

上達の法則　「漢方にはエビデンスがない」と昔，私はよく叫んでいました。確かにそうかもしれません。でもエビデンスがそんなに必要でしょうか。今は，患者さんに効けばそれでよいと思っています。レスポンダーとノンレスポンダーがあるのが漢方です。それを漢方的には証と言ったりします。効く漢方も効かない漢方もあるのだと理解して，患者さんと一緒に適切な漢方薬を探せば，それでよいではないですか。それで患者さんが楽になれば。

58 月経不順

Point① ▶ 月経不順は何と言っても駆瘀血剤です。または四物湯類なども効きます。

Point② ▶ 女性の病気であれば，頻用処方は，当帰芍薬散㉓，加味逍遙散㉔，桂枝茯苓丸㉕の3つです。いろいろと困ったときは，まずこの3つを試してみたかを顧みて下さい。

基本となる西洋薬

女性ホルモン配合剤／低用量 OC など

一手　まずこれをためしてみよう

女性 がっちり	女性 よほどの虚弱
当帰芍薬散㉓ 保	当帰芍薬散㉓ 保

女性 中肉中背	高齢者
当帰芍薬散㉓ 保	なし

女性 虚弱	子ども
当帰芍薬散㉓ 保	当帰芍薬散㉓ 保

二手　うまくいかないときは……

女性 がっちり	女性 よほどの虚弱
桃核承気湯㉛ 保	温経湯⑯ 保

女性 中肉中背	高齢者
桂枝茯苓丸㉕ 保	なし

女性[虚弱]
四物湯(71)[保]

子ども
桂枝茯苓丸(25)[保]

三手 それでもうまくいかないときは……

がっちり〜中肉中背
大黄牡丹皮湯(33)[保]

だれにでも
女神散(67)[保]

がっちり〜中肉中背
通導散(105)[保]

だれにでも
防已黄耆湯(20)[保]

[注] 漢方で女性の薬と言えば，何と言っても当帰芍薬散(23)です。四物湯(71)から地黄を抜いた当帰，芍薬，川芎という3つの生薬と，茯苓，沢瀉，蒼朮という利水作用を持つ3つの生薬からなっています。虚証用の駆瘀血剤として有名ですが，むくみも当然解消します。当帰芍薬散(23)の保険病名にも，貧血，倦怠感，更年期障害，月経不順，月経困難，不妊症，動悸，慢性腎炎，妊娠中の諸病，脚気，半身不随，心臓弁膜症といろいろな症状が並んでいます。幅広く有効なことがあるという意味です。

[MEMO] 当帰は代表的な駆瘀血作用がある生薬で，四物湯(71)の構成生薬のひとつです。

【当帰含有漢方薬】

1日量　6g	乙字湯(3)
1日量　5g	竜胆瀉肝湯(76)，当帰飲子(86)，当帰湯(102)
1日量　4g	七物降下湯(46)，薏苡仁湯(52)，芎帰膠艾湯(77)，人参養栄湯(108)，当帰建中湯(123)
1日量　3g	消風散(22)，当帰芍薬散(23)，加味逍遙散(24)，当帰四逆加呉茱萸生姜湯(38)，補中益気湯(41)，十全大補湯(48)，潤腸湯(51)，抑肝散(54)，五淋散(56)，温清飲(57)，女神散(67)，四物湯(71)，抑肝散加陳皮半夏(83)，清肺湯(90)，滋陰至宝湯(92)，大防風湯(97)，通導散(105)，温経湯(106)，猪苓湯合四物湯(112)，清暑益気湯(136)
1日量2.5g	滋陰降火湯(93)
1日量　2g	疎経活血湯(53)，五積散(63)，帰脾湯(65)，加味帰脾湯(137)
1日量1.5g	荊芥連翹湯(50)，柴胡清肝湯(80)
1日量1.2g	防風通聖散(62)

59 月経前緊張症

Point① ▶ 「古血の溜まり」という概念の瘀血(おけつ)を治す薬は，女性の訴えの多くに有効です。
Point② ▶ 抑肝散(よくかんさん)⑤④は字のごとく肝積(かんしゃく)を抑える薬です。
Point③ ▶ 抑肝散(よくかんさん)⑤④の虚弱者向け処方が抑肝散加陳皮半夏(よくかんさんかちんぴはんげ)⑧③となります。

基本となる西洋薬

女性ホルモン配合剤など

一手　まずこれをためしてみよう

女性 がっちり
桃核承気湯(とうかくじょうきとう)㊿

女性 中肉中背
桂枝茯苓丸(けいしぶくりょうがん)㉕

女性 虚弱
当帰芍薬散(とうきしゃくやくさん)㉓

高齢者
なし

子ども
当帰芍薬散(とうきしゃくやくさん)㉓

二手　うまくいかないときは……

女性 がっちり
抑肝散(よくかんさん)㊴

女性 中肉中背
抑肝散(よくかんさん)㊴

高齢者
なし

子ども
抑肝散加陳皮半夏(よくかんさんかちんぴはんげ)㊳

女性 虚弱
抑肝散加陳皮半夏㊳

三手 それでもうまくいかないときは……

女性 がっちり
柴胡加竜骨牡蛎湯⑫

高齢者
なし

女性 中肉中背
柴胡加竜骨牡蛎湯⑫

子ども
柴胡桂枝乾姜湯⑪

女性 虚弱
柴胡桂枝乾姜湯⑪

注 いろいろな薬を試してみましょう．まずここでは第一選択は駆瘀血剤，第二選択が抑肝散㊴，第三選択を柴胡剤としました．駆瘀血剤は実証から虚証に向かって，桃核承気湯㊽，桂枝茯苓丸㉕，当帰芍薬散㉓と並びます．桃核承気湯㊽は大黄が入っているので，下痢傾向の人には向きませんが，大黄の駆瘀血効果に期待しているので致し方ありません．

注 抑肝散㊴に陳皮と半夏を加えると虚証向けになります．柴胡加竜骨牡蛎湯⑫も柴胡桂枝乾姜湯⑪も牡蛎を含む柴胡剤ですが，柴胡桂枝乾姜湯⑪は乾姜を含むので虚証向けと判断できます．

診療のヒント 4週間後に主症状に変化がないと患者さんに言われたら，他によいことがないかを尋ねて下さい．漢方は体全体を治していくイメージです．主症状が不変でも，何かよいことが起こり始めていれば，しばらく続行してみましょう．

60 乳腺痛（乳腺炎）

Point① ▶ 葛根湯①は昔の痛み止めの万能薬です。そして乳腺炎が保険病名にあります。

Point② ▶ 乳腺痛を「古血の溜まり」と考えると，駆瘀血剤の出番となります。試す価値は十分あります。

基本となる西洋薬

鎮痛剤など

一手　まずこれをためしてみよう

女性 がっちり
葛根湯① 保

女性 中肉中背
葛根湯① 保

女性 虚弱
葛根湯① 保

高齢者
なし

子ども
なし

二手　うまくいかないときは……

女性 がっちり
桃核承気湯㊽

女性 中肉中背
桂枝茯苓丸㉕

女性 虚弱
当帰芍薬散㉓

高齢者
なし

子ども
なし

61 不妊症・習慣性流産（陰萎）

Point① ▶ 子宝を授かりたいときに，漢方だけに頼ることは無謀です。

Point② ▶ おまじない程度に使用しましょう。よいことが起これば儲けものです。

Point③ ▶ 大柴胡湯（だいさいことう）⑧で妊娠したお話は古典でも有名です。

基本となる対応

人工受精を含めた現代医学的治療

一手 まずこれをためしてみよう

大人 がっちり
大柴胡湯（だいさいことう）⑧

女性
当帰芍薬散（とうきしゃくやくさん）㉓ [保]

大人 中肉中背
八味地黄丸（はちみぢおうがん）⑦ [保]

高齢者
なし

大人 虚弱
補中益気湯（ほちゅうえっきとう）㊶ [保]

子ども
なし

[注] 不妊症を漢方だけで頑張るのは，時間的余裕が十分にあるときのみです。基本的には西洋医学的治療が最優先。漢方はあくまでも補完医療。古典ではたくさんの報告例がありますが，どこまで漢方が不妊治療に効くかは実は不明です。大柴胡湯（だいさいことう）⑧を女性に飲んでもらって妊娠した報告や，男性が飲んでインポテンスが治った報告もあります。精子の運動性が牛車腎気丸（ごしゃじんきがん）(107)や補中益気湯（ほちゅうえっきとう）㊶で改善されたとする報告もあります。そして女性に飲んでもらうには，なんといっても当帰芍薬散（とうきしゃくやくさん）㉓が第一選択です。漢方は飲んで，不利益はまずないでしょうから，希望する人には西洋医学の補完医療であるとしっかり言い聞かせて処方しています。

62 慢性湿疹・皮膚病

Point① ▶ 皮膚疾患で大切なことは便秘を避けることです。就寝前に大黄含有の漢方薬で便通を整えましょう。

Point② ▶ そして慢性の皮膚疾患であれば，まず十味敗毒湯⑥です。4週間投与して少しでも軽快傾向にあれば続行です。

基本となる西洋薬

H₁受容体拮抗薬（タリオン®，アレロック®）/ステロイドの外用など

一手　まずこれをためしてみよう

大人 がっちり	女性
十味敗毒湯⑥保	十味敗毒湯⑥保

大人 中肉中背	高齢者
十味敗毒湯⑥保	十味敗毒湯⑥保

大人 虚弱	子ども
十味敗毒湯⑥保	十味敗毒湯⑥保

二手　うまくいかないときは……

大人 がっちり	女性
越婢加朮湯㉘保	温清飲㊺

大人 中肉中背	高齢者
消風散㉒保	当帰飲子㊏保

大人 虚弱
温清飲(57)

子ども
柴胡清肝湯(80)保

三手 それでもうまくいかないときは……

だれにでも
消風散㉒保

だれにでも
治頭瘡一方(59)保

だれにでも
荊芥連翹湯㊿

注 十味敗毒湯⑥を使う典型的皮膚病変は，毛根が化膿して黄色くなっているものですが，実際は幅広く効きます。消風散㉒はジクジクした湿疹，温清飲(57)はカサカサした湿疹がヒントですが，逆のこともあります。当帰飲子(86)は老人性瘙痒症に有効ですが，元気なご老人では温清飲(57)がいいこともあります。柴胡清肝湯(80)や荊芥連翹湯㊿は体質改善を目的としており，数カ月気長に飲んでもらいます。

MEMO 荊芥は主に皮膚疾患用です。

【荊芥含有漢方薬】

1日量 2g	川芎茶調散(124)
1日量1.5g	荊芥連翹湯㊿，当帰飲子(86)
1日量1.2g	防風通聖散(62)
1日量 1g	十味敗毒湯⑥，消風散㉒，清上防風湯(58)，治頭瘡一方(59)

MEMO 連翹は主に皮膚疾患用です。

【連翹含有漢方薬】

1日量 3g	治頭瘡一方(59)
1日量2.5g	清上防風湯(58)
1日量1.5g	荊芥連翹湯㊿，柴胡清肝湯(80)
1日量1.2g	防風通聖散(62)

63 蕁麻疹

Point ▶ 蕁麻疹は十味敗毒湯⑥，茵蔯五苓散(117)，茵蔯蒿湯(135)などがファーストチョイスとして挙がりますが，使いやすさは茵蔯五苓散(117)です。茵蔯蒿湯(135)は大黄を含むので，下痢傾向の人には嫌がられます。

基本となる西洋薬

H_1受容体拮抗薬（タリオン®，アレロック®）／強力ネオミノファーゲンシー®など

一手 まずこれをためしてみよう

大人 がっちり
茵蔯五苓散(117) 保

女性
茵蔯五苓散(117) 保

大人 中肉中背
茵蔯五苓散(117) 保

高齢者
茵蔯五苓散(117) 保

大人 虚弱
茵蔯五苓散(117) 保

子ども
五苓散⑰

二手 うまくいかないときは……

大人 がっちり
大柴胡湯⑧ 保

女性
十味敗毒湯⑥ 保

大人 中肉中背
消風散㉒ 保

高齢者
温清飲(57)

大人 虚弱

温清飲(57)

子ども

茵陳五苓散(117) 保

三手 それでもうまくいかないときは……

よほどの虚弱以外

葛根湯① 保

よほどの虚弱以外

茵陳蒿湯(135) 保

MEMO

茵陳蒿は黄疸，また蕁麻疹にも有効です。

【茵陳蒿含有漢方薬】

1日量 4g	茵陳五苓散(117)，茵陳蒿湯(135)

MEMO

川芎は駆瘀血作用を持ち，消炎，鎮痛，強壮に有効です。川芎はセロリの匂いがします。

【川芎含有漢方薬】

1日量 3g	十味敗毒湯⑥，当帰芍薬散㉓，七物降下湯㊻，十全大補湯㊽，抑肝散(54)，温清飲(57)，治頭瘡一方(59)，女神散(67)，四物湯(71)，芎帰膠艾湯(77)，抑肝散加陳皮半夏(83)，当帰飲子(86)，治打撲一方(89)，酸棗仁湯(103)，猪苓湯合四物湯(112)，川芎茶調散(124)
1日量2.5g	清上防風湯(58)
1日量 2g	葛根湯加川芎辛夷②，疎経活血湯(53)，大防風湯(97)，温経湯(106)
1日量1.5g	荊芥連翹湯㊿，柴胡清肝湯(80)
1日量1.2g	防風通聖散(62)
1日量 1g	五積散(63)

上達の法則

エビデンスはあったほうがないよりはよいです。でも私にはその程度のイメージです。レスポンダーとノンレスポンダーの群分けが漢方理論に立脚したアナログであり，デジタルに落とし込めない以上，レスポンダーとノンレスポンダーを一緒にして臨床研究をせざるを得ません。それでも有意差が出れば素晴らしいですが，有意差がなくても，私にとって漢方の魅力はまったく変わりません。

64　かゆみ（皮膚瘙痒症）

Point ▶ 黄連解毒湯⑮に四物湯㊶を加えた漢方薬が温清飲㊶です。かゆみには温清飲㊶よりも黄連解毒湯⑮が有効であることが，漢方らしいです。漢方は生薬が増えると効果が異なり，対象者も異なります。また，生薬が増えると効きにくくなることもあります。温清飲㊶ではなく黄連解毒湯⑮がかゆみにはより有効だということです。

基本となる西洋薬

H₁受容体拮抗薬（タリオン®，アレロック®）／強力ネオミノファーゲンシー®など

一手　まずこれをためしてみよう

- **大人 がっちり**
  黄連解毒湯⑮ 保
- **大人 中肉中背**
  黄連解毒湯⑮ 保
- **大人 虚弱**
  温清飲㊶
- **女性**
  黄連解毒湯⑮ 保
- **高齢者**
  真武湯㉚ 保
- **子ども**
  黄連解毒湯⑮ 保

二手　うまくいかないときは……

- **大人 がっちり**
  白虎加人参湯㉞
- **女性**
  白虎加人参湯㉞

大人 中肉中背
びゃっこかにんじんとう
白虎加人参湯 ㉞

大人 虚弱
とうきいんし
当帰飲子 ㊱ 保

高齢者
とうきいんし
当帰飲子 ㊱ 保

子ども
びゃっこかにんじんとう
白虎加人参湯 ㉞

三手 それでもうまくいかないときは……

だれにでも
ごしゃじんきがん
牛車腎気丸 ⑩⑦ 保

だれにでも
けいがいれんぎょうとう
荊芥連翹湯 ㊿

だれにでも
ろくみがん
六味丸 ㊻ 保

だれにでも
しょうふうさん
消風散 ㉒ 保

MEMO

黄連は強く冷やす生薬です。強く冷やす生薬は黄連と石膏です。

【黄連含有漢方薬】

1日量 3g	さんおうしゃしんとう おうれんとう 三黄瀉心湯⑬, 黄連湯⑳
1日量 2g	おうれんげどくとう 黄連解毒湯⑮
1日量 1.5g	けいがいれんぎょうとう うんせいいん さいかんとう さいこせいかんとう 荊芥連翹湯㊿, 温清飲�57, 柴陥湯�73, 柴胡清肝湯�80
1日量 1g	はんげしゃしんとう せいじょうぼうふうとう にょしんさん ちくじょうんたんとう 半夏瀉心湯⑭, 清上防風湯�58, 女神散�67, 竹筎温胆湯�91

MEMO

石膏は強く冷やす代表的生薬です。

【石膏含有漢方薬】

1日量 15g	びゃっこかにんじんとう 白虎加人参湯㉞
1日量 10g	もくぼういとう まきょうかんせきとう ごことう しょうさいこうかききょうせっこう 木防已湯㊱, 麻杏甘石湯�55, 五虎湯�95, 小柴胡湯加桔梗石膏⑩⑨
1日量 8g	えっぴかじゅつとう 越婢加朮湯㉘
1日量 5g	ちょうとうさん しんいせいはいとう 釣藤散㊽, 辛夷清肺湯⑩④
1日量 3g	しょうふうさん 消風散㉒
1日量 2g	ぼうふうつうしょうさん 防風通聖散㊲

65 癰・癤（多発性粉瘤）

Point①▶ まず排膿散及湯（はいのうさんきゅうとう）(122)をトライ。

Point②▶ 防已黄耆湯（ぼういおうぎとう）⑳も保険病名があります。

Point③▶ 柴胡剤（さいこざい）＋駆瘀血剤（くおけつざい）は，慢性の経過をとる訴えに対する万能の組み合わせです。

基本となる西洋薬

細菌感染を起こせば抗菌薬（サワシリン®，もしくはケフレックス®）など

一手　まずこれをためしてみよう

大人 がっちり
排膿散及湯（はいのうさんきゅうとう）(122) 保

女性
排膿散及湯（はいのうさんきゅうとう）(122) 保

大人 中肉中背
排膿散及湯（はいのうさんきゅうとう）(122) 保

高齢者
排膿散及湯（はいのうさんきゅうとう）(122) 保

大人 虚弱
排膿散及湯（はいのうさんきゅうとう）(122) 保

子ども
排膿散及湯（はいのうさんきゅうとう）(122) 保

二手　うまくいかないときは……

大人 がっちり
防已黄耆湯（ぼういおうぎとう）⑳ 保

女性
防已黄耆湯（ぼういおうぎとう）⑳ 保

大人 中肉中背
防已黄耆湯（ぼういおうぎとう）⑳ 保

高齢者
防已黄耆湯（ぼういおうぎとう）⑳ 保

大人 虚弱
防已黄耆湯⑳保

子ども
防已黄耆湯⑳保

三手 それでもうまくいかないときは……

大人 がっちり
大柴胡湯⑧＋桂枝茯苓丸㉕

女性
小柴胡湯⑨＋当帰芍薬散㉓

大人 中肉中背
大柴胡湯⑧＋桂枝茯苓丸㉕

高齢者
小柴胡湯⑨＋当帰芍薬散㉓

大人 虚弱
小柴胡湯⑨＋当帰芍薬散㉓

子ども
小建中湯(99)

注 多発性粉瘤の患者さんはときどき来院されます。他院で抗菌薬を長期に処方されても粉瘤が体のあちこちにできる人もいます。まず排膿散及湯(122)で排膿を促し，その後，防已黄耆湯⑳などを試しています。長期には体質改善には柴胡を含む漢方薬を気長に内服してもらうと，粉瘤発生頻度が減少します。

注 排膿散及湯(122)や防已黄耆湯⑳が無効なときは体質改善を気長に行います。そんなときの漢方薬のひとつは柴胡剤＋駆瘀血剤の併用です。実証向けには大柴胡湯⑧＋桂枝茯苓丸㉕，虚証向けには小柴胡湯⑨＋当帰芍薬散㉓が基本処方ですが，柴胡剤＋駆瘀血効果を持つ漢方薬であれば，どんな選択肢も処方選択の可能性として浮上します。気長に，粉瘤の感染頻度が減少する漢方薬を患者さんと一緒に探してみましょう。こんなことができるのも漢方の魅力のひとつです。

66 帯状疱疹後の痛み（神経痛）

- **Point①** ▶ 帯状疱疹後の痛みは，難敵です。症状軽減に漢方が効くことがあります。
- **Point②** ▶ 五苓散⑰は倍量投与しましょう。1日6包（1包を6回）です。
- **Point③** ▶ 附子は増量しましょう。ぽつぽつ増やせば怖くありません。麻黄剤も当然痛みに対しての選択肢になります。

基本となる西洋薬

鎮痛剤（リリカ®）など

一手　まずこれをためしてみよう

大人 がっちり 五苓散⑰	**女性** 五苓散⑰
大人 中肉中背 五苓散⑰	**高齢者** 五苓散⑰
大人 虚弱 五苓散⑰	**子ども** なし

二手　うまくいかないときは……

大人 がっちり 桂枝加朮附湯⑱保＋附子3023	**女性** 桂枝加朮附湯⑱保＋附子3023
大人 中肉中背 桂枝加朮附湯⑱保＋附子3023	**高齢者** 桂枝加朮附湯⑱保＋附子3023

大人 虚弱	子ども
桂枝加朮附湯⑱保＋附子3023	なし

三手　それでもうまくいかないときは……

大人 がっちり	女性
麻黄附子細辛湯㉗	麻黄附子細辛湯㉗

大人 中肉中背	高齢者
麻黄附子細辛湯㉗	麻黄附子細辛湯㉗

大人 虚弱	子ども
麻黄附子細辛湯㉗	なし

生薬を，体を温めるか，冷やすか，中間かで分類することは古くから行われています。しかし明らかにわかるものもあれば，よくわからずに書籍によって分類が異なるものもしばしばあります。私は清水藤太郎先生の『薬局の漢方』(南山堂)が愛読書なので，それにしたがって，分類します。

【清水藤太郎先生による生薬の平・温・寒の分類】

平	阿膠,	葛根,	甘草,	桔梗,	香附子,	粳米,	牛膝,	胡麻,	酸棗仁,	炙甘草,
	蘇木,	猪苓,	天麻,	桃仁,	百合,	枇杷葉,	茯苓,	撲樕,	麻子仁,	竜骨, 蓮肉
温	威霊仙,	茴香,	延胡索,	黄耆,	遠志,	艾葉,	何首烏,	乾姜,	羌活,	杏仁,
	荊芥,	桂皮,	膠飴,	紅花,	厚朴,	呉茱萸,	五味子,	細辛,	山査子,	山茱萸,
	山椒,	山薬,	縮砂,	生姜,	辛夷,	川芎,	蒼朮,	蘇葉,	大棗,	丁子, 陳皮,
	天南星,	当帰,	独活,	杜仲,	人参,	麦芽,	半夏,	白芷,	白朮,	檳榔子, 附子,
	防風,	麻黄,	木香,	竜眼肉,	良姜,	和羌活				
寒	茵蔯蒿,	黄芩,	黄柏,	黄連,	滑石,	栝楼根,	栝楼仁,	菊花,	枳実,	苦参,
	牛蒡子,	柴胡,	山梔子,	地黄,	地骨皮,	紫根,	蒺藜子,	芍薬,	車前子,	小麦,
	升麻,	石膏,	前胡,	川骨,	蝉退,	桑白皮,	大黄,	沢瀉,	竹茹,	知母, 茶葉,
	釣藤鈎,	天門冬,	冬瓜子,	忍冬,	貝母,	麦門冬,	薄荷,	浜防風,	防已,	芒硝,
	牡丹皮,	牡蛎,	木通,	薏苡仁,	竜胆,	連翹				

『薬局の漢方』(清水藤太郎著, 南山堂)より作表

67 頻尿

Point ▶ 頻尿はある程度は加齢によるものです。加齢を受け入れることも大切です。あまりにも頻回であればもちろん加療しましょう。そこそこよくなることを目標にして，牛車腎気丸(ごしゃじんきがん)(107)から開始です。

基本となる西洋薬

ハルナール®／フリバス®／ベシケア®など

一手　まずこれをためしてみよう

大人 がっちり
牛車腎気丸(ごしゃじんきがん)(107)保

女性
牛車腎気丸(ごしゃじんきがん)(107)保

大人 中肉中背
牛車腎気丸(ごしゃじんきがん)(107)保

高齢者
牛車腎気丸(ごしゃじんきがん)(107)保

大人 虚弱
牛車腎気丸(ごしゃじんきがん)(107)保

子ども
小建中湯(しょうけんちゅうとう)(99)保

二手　うまくいかないときは……

大人 がっちり
竜胆瀉肝湯(りゅうたんしゃかんとう)(76)

女性
五淋散(ごりんさん)(56)保

大人 中肉中背
猪苓湯合四物湯(ちょれいとうごうしもつとう)(112)保

高齢者
清心蓮子飲(せいしんれんしいん)(111)保

大人 [虚弱]
清心蓮子飲(せいしんれんしいん)(111) [保]

子ども
六味丸(ろくみがん)(87) [保]

三手 それでもうまくいかないときは……

だれにでも
猪苓湯(ちょれいとう)(40)

[注] 八味地黄丸(はちみじおうがん)(7)に利尿作用のある牛膝(ごしつ)と車前子(しゃぜんし)を加えたものが牛車腎気丸(ごしゃじんきがん)(107)です。牛車腎気丸(ごしゃじんきがん)(107)の保険病名は下肢痛，腰痛，しびれ，老人のかすみ目，かゆみ，排尿困難，頻尿，むくみです。八味地黄丸(はちみじおうがん)(7)は腎炎，糖尿病，陰萎，坐骨神経痛，腰痛，脚気，膀胱カタル，前立腺肥大，高血圧です。微妙に病名が異なるのが面白いですね。

MEMO 車前子(しゃぜんし)は泌尿器疾患向けです。車前子(しゃぜんし)はオオバコの種です。

【車前子(しゃぜんし)含有漢方薬】

1日量　3g	五淋散(ごりんさん)(56)，竜胆瀉肝湯(りゅうたんしゃかんとう)(76)，牛車腎気丸(ごしゃじんきがん)(107)，清心蓮子飲(せいしんれんしいん)(111)

上達の法則

漢方には仮想病理概念がたくさん現れます。それらをすべて覚えるのは止めましょう。特に，仮想病理概念から仮想病理概念を導き出すことには要注意です。私はそんな仮想病理概念の連続を断ち切って，頭の中がすっきりしました。仮想病理概念は処方選択のためのヒントと割り切って，できる限り生薬レベルからの理解に落とし込むと最初はわかりやすいです。

診療のヒント

脳外科医から硬膜下血腫に五苓散(ごれいさん)(17)が有効，小児外科医から肛門周囲膿瘍に排膿散及湯(はいのうさんきゅうとう)(122)が有効などの報告がされています。私は本当かなと疑います。だって自然経過で治ったかもしれないからです。でも，漢方の有用性を否定はしません。副作用が稀で，費用が安く，そして患者さんとのコンタクトを保つには漢方はよい手段です。そして，専門医が有用性を感じているのなら，やっぱり間違いないのでしょう。

68 排尿痛

Point ▶ 抗菌薬がない時代の知恵が漢方薬です。膀胱炎による排尿痛，また他の疾患による排尿痛にも猪苓湯㊵を使用しました。抗菌薬で膀胱炎が簡単に治る今日でも繰り返す膀胱炎や，抗菌薬による不快な作用があるときには漢方の出番です。

基本となる西洋薬

抗菌薬／NSAIDsなど

一手　まずこれをためしてみよう

大人（がっちり）
ちょれいとう
猪苓湯㊵保

大人（中肉中背）
ちょれいとう
猪苓湯㊵保

大人（虚弱）
ちょれいとう
猪苓湯㊵保

女性
ちょれいとう
猪苓湯㊵保

高齢者
ちょれいとう
猪苓湯㊵保

子ども
しょうけんちゅうとう
小建中湯㊾

二手　うまくいかないときは……

大人（がっちり）
りゅうたんしゃかんとう
竜胆瀉肝湯㊼保

大人（中肉中背）
ごりんさん
五淋散㊺保

女性
ごりんさん
五淋散㊺保

高齢者
ごりんさん
五淋散㊺保

大人 [虚弱]

清心蓮子飲(111) [保]

子ども

六味丸(87)

三手 それでもうまくいかないときは……

だれにでも

猪苓湯合四物湯(112) [保]

MEMO

猪苓はマイタケの仲間で，利水効果のある生薬です。

【猪苓含有漢方薬】

1日量4.5g	茵蔯五苓散(117)
1日量 3g	五苓散(17)，猪苓湯(40)，猪苓湯合四物湯(112)，柴苓湯(114)
1日量2.5g	胃苓湯(115)

MEMO

沢瀉は利水作用がある生薬です。

【沢瀉含有漢方薬】

1日量 6g	茵蔯五苓散(117)
1日量 5g	柴苓湯(114)
1日量 4g	五苓散(17)，当帰芍薬散(23)
1日量 3g	八味地黄丸(7)，猪苓湯(40)，五淋散(56)，竜胆瀉肝湯(76)，六味丸(87)，牛車腎気丸(107)，猪苓湯合四物湯(112)
1日量2.5g	胃苓湯(115)
1日量 2g	啓脾湯(128)
1日量1.5g	半夏白朮天麻湯(37)

上達の法則

漢方理論をすべて覚える必要はありません。私たちは漢方の研究者ではありません。西洋医学で困っている患者さんを漢方というオプションで治したいだけです。そんな処方選択のためになる，そして理解できる漢方理論をまず覚えましょう。直感的に胡散臭いと感じるときは止めましょう。そんな胡散臭いと思える漢方理論も将来的に腑に落ちる日が来るかもしれませんし，また，将来にわたって不要かもしれません。

69 尿管結石（排尿痛）

- **Point①** ▶ 急性期の痛みには，漢方ではともかく芍薬甘草湯⑱です。西洋薬との併用も勿論OK。患者さんが楽になれば何でもありです。
- **Point②** ▶ ある程度落ち着けば，猪苓湯⑳を気長に投与しましょう。数日であれば芍薬甘草湯⑱＋猪苓湯⑳も処方可能です。
- **Point③** ▶ さらに長期に処方するには，竜胆瀉肝湯㊻，五淋散㊺，清心蓮子飲⑪なども有益なことがあります。

基本となる西洋薬

ブスコパン®／ボルタレン®など

一手 まずこれをためしてみよう

大人 がっちり	女性
芍薬甘草湯⑱	芍薬甘草湯⑱

大人 中肉中背	高齢者
芍薬甘草湯⑱	芍薬甘草湯⑱

大人 虚弱	子ども
芍薬甘草湯⑱	なし

二手 うまくいかないときは……

大人 がっちり	女性
猪苓湯⑳保	猪苓湯⑳保

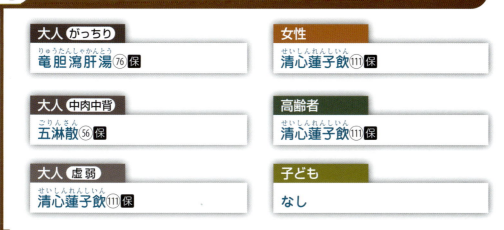

大人 中肉中背	高齢者
猪苓湯㊵保	猪苓湯㊵保

大人 虚弱	子ども
猪苓湯㊵保	なし

三手　それでもうまくいかないときは……

大人 がっちり	女性
竜胆瀉肝湯㊻保	清心蓮子飲⑪保

大人 中肉中背	高齢者
五淋散㊾保	清心蓮子飲⑪保

大人 虚弱	子ども
清心蓮子飲⑪保	なし

注 竜胆瀉肝湯㊻は実証向けの泌尿器疾患の頻用薬です。一方，清心蓮子飲⑪は虚証向けの泌尿器疾患の頻用薬です。清心蓮子飲⑪は人参と黄耆を含む参耆剤のひとつです。

注 尿管結石は非常に激しい痛みを伴うことがあります。西洋薬で対処しても治らないときに，芍薬甘草湯㊽を併用してみればよいのです。患者さんが楽になれば，それでよいので，そこに洋の東西は無関係です。私たち臨床医は患者さんを楽にしたい，治したいだけですから。

70 残尿感

Point①▶ 五淋散㊶は泌尿器関係のいろいろな訴えに有効です。保険病名もしっかりあります。試してみましょう。

Point②▶ がっちりタイプには猪苓湯㊵，弱々しいときは清心蓮子飲⑪も泌尿器疾患用です。

Point③▶ 子どもの訴えには，小建中湯㉙と五苓散⑰がある意味万能薬です。

基本となる西洋薬

バクタ®/クラビット®など

一手　まずこれをためしてみよう

大人 がっちり	女性
五淋散㊶保	五淋散㊶保

大人 中肉中背	高齢者
五淋散㊶保	五淋散㊶保

大人 虚弱	子ども
五淋散㊶保	五淋散㊶保

二手　うまくいかないときは……

大人 がっちり	女性
猪苓湯㊵保	清心蓮子飲⑪保

大人 中肉中背
猪苓湯(ちょれいとう)㊵保

高齢者
清心蓮子飲(せいしんれんしいん)(111)保

大人 虚弱
清心蓮子飲(せいしんれんしいん)(111)保

子ども
小建中湯(しょうけんちゅうとう)(99)

注

五淋散(ごりんさん)(56)の保険病名は，頻尿，排尿痛，残尿感。そして構成生薬は茯苓(ぶくりょう)，黄芩(おうごん)，甘草(かんぞう)，地黄(じおう)，車前子(しゃぜんし)，沢瀉(たくしゃ)，当帰(とうき)，木通(もくつう)，山梔子(さんしし)，芍薬(しゃくやく)，滑石(かっせき)の11種類。まず，試してみるにはいい薬です。

私の漢方との関わり

医学部で勉強している頃，母が鍼灸の先生の所に行っている光景をみて，「なんで息子が西洋医学の勉強をしているのに，そんなところに行くのだ」と怪訝な思いをしたことを思い出します。そんな直感的に東洋医学が嫌いな自分の本性は，卒業後も変わりませんでした。イギリスに5年間留学し，移植免疫学を学びました。帰国後は，ますます西洋医学の虜になっていました。

ところが，帰国後に本邦初となる保険適用でのセカンドオピニオン外来を帝京大学で始めて，たくさんの困っている患者さんに出会いました。そして，自分の診療科以外の勉強もたくさんしました。そんなときに漢方の有効性を試してみようと思いました。理由は簡単で漢方が保険適用だからです。保険医の私たちが西洋医学と併用できるからです。

そしてたくさんの先生の講演会に行きました。たくさんの書籍を読みました。自分で試しました。漢方への理解はまったく深まりませんでしたが，自分で飲んだ桂枝茯苓丸(けいしぶくりょうがん)㉕＋大柴胡湯(だいさいことう)⑧はとても有効でした。熟眠感が増し，花粉症が軽くなり，肩こりもよくなりました。そして後頭部の薄毛がなおり，減量にも成功しました。最後は手術直前であったイボ痔が治りました。そんな自分の経験に家族の経験が加わりました。家内の少し早い更年期症状もどきは加味逍遙散(かみしょうようさん)㉔で楽になり，母の膝の痛みは大防風湯(だいぼうふうとう)(97)で軽くなりました。娘の風邪やインフルエンザは基本的に麻黄湯(まおうとう)㉗で撃退可能でした。

そして，運良く松田邦夫先生の外来に毎週陪席する機会に恵まれ，8年を越えました。いつの間にか漢方の虜になっています。多くの医師に漢方の正しい魅力に触れて頂きたく，たくさんの書籍を上梓しています。この本もその中の一冊です。

71 膀胱炎（残尿感）

Point①▶ 膀胱炎もどきには，まず猪苓湯(ちょれいとう)40です。

Point②▶ 猪苓湯(ちょれいとう)40に四物湯(しもつとう)71を加えると慢性の経過に対してはさらに有効になります。よって猪苓湯合四物湯(ちょれいとうごうしもつとう)112は気長に処方しましょう。

Point③▶ 八味地黄丸(はちみじおうがん)7も膀胱炎もどきに有効です。子どもには八味地黄丸(はちみじおうがん)7から桂皮(けいひ)と附子(ぶし)を抜いた六味丸(ろくみがん)87が好まれます。

基本となる西洋薬

バクタ®/クラビット®など

一手 まずこれをためしてみよう

大人 [がっちり]
猪苓湯(ちょれいとう)40 [保]

大人 [中肉中背]
猪苓湯(ちょれいとう)40 [保]

大人 [虚弱]
猪苓湯(ちょれいとう)40 [保]

女性
猪苓湯(ちょれいとう)40 [保]

高齢者
猪苓湯(ちょれいとう)40 [保]

子ども
猪苓湯(ちょれいとう)40 [保]

二手 うまくいかないときは……

大人 [がっちり]
猪苓湯合四物湯(ちょれいとうごうしもつとう)112 [保]

大人 [中肉中背]
猪苓湯合四物湯(ちょれいとうごうしもつとう)112 [保]

女性
猪苓湯合四物湯(ちょれいとうごうしもつとう)112 [保]

高齢者
猪苓湯合四物湯(ちょれいとうごうしもつとう)112 [保]

大人 [虚弱]
猪苓湯合四物湯（ちょれいとうごうしもつとう）[112][保]

子ども
猪苓湯合四物湯（ちょれいとうごうしもつとう）[112][保]

[三手] それでもうまくいかないときは……

大人 [がっちり]
八味地黄丸（はちみじおうがん）[7][保]

女性
八味地黄丸（はちみじおうがん）[7][保]

大人 [中肉中背]
八味地黄丸（はちみじおうがん）[7][保]

高齢者
八味地黄丸（はちみじおうがん）[7][保]

大人 [虚弱]
八味地黄丸（はちみじおうがん）[7][保]

子ども
六味丸（ろくみがん）[87]

[注] 六味丸（ろくみがん）[87]を丸ごと含む漢方薬は，八味地黄丸（はちみじおうがん）[7]と牛車腎気丸（ごしゃじんきがん）[107]です。六味丸（ろくみがん）[87]＋桂皮（けいひ）＋附子（ぶし）＝八味地黄丸（はちみじおうがん）[7]，八味地黄丸（はちみじおうがん）[7]＋牛膝（ごしつ）＋車前子（しゃぜんし）＝牛車腎気丸（ごしゃじんきがん）[107]。六味丸（ろくみがん）[87]は附子（ぶし）を含まないので，子どもに頻用されます。

[注] 漢方は長い歴史に基づいた経験から誘導される相関の知恵です。そこに現代風のサイエンスはありません。むしろ，現代風のサイエンスがない時代の，致し方ない治療手段が漢方でした。でもその相関の知恵は結構有効です。特に，西洋医学的治療でうまくいかないときは，使用してみる価値があります。そんなときに，病名はある意味，すべて○○もどきと思えばよいのです。昔の相関の知恵ですので，今風の正確な診断に固執する必要はありませんし，むしろ固執することは馬鹿げています。

72 インポテンス（陰萎）

Point ▶ バイアグラ® を飲んでいるような患者さんの勃起不全を治すことは無理です。バイアグラ® を凌駕する力は漢方にはありません。一方で，勃起不全への効果を期待せず，漢方薬を飲んで，たまたま勃起不全が軽快することは多々経験します。

基本となる西洋薬

バイアグラ®など

一手 まずこれをためしてみよう

大人 [がっちり]
八味地黄丸（はちみじおうがん）7 [保]

女性
なし

大人 [中肉中背]
八味地黄丸（はちみじおうがん）7 [保]

高齢者
八味地黄丸（はちみじおうがん）7 [保]

大人 [虚弱]
八味地黄丸（はちみじおうがん）7 [保]

子ども
なし

二手 うまくいかないときは……

大人 [がっちり]
大柴胡湯（だいさいことう）8

女性
なし

大人 [中肉中背]
柴胡加竜骨牡蛎湯（さいこかりゅうこつぼれいとう）12 [保]

高齢者
牛車腎気丸（ごしゃじんきがん）107

大人 虚弱
桂枝加竜骨牡蛎湯㉖ 保

子ども
なし

三手　それでもうまくいかないときは……

だれにでも
補中益気湯㊶ 保

MEMO
竜骨はほ乳類の化石です。鎮静作用があります。
【竜骨含有漢方薬】

1日量　3g	桂枝加竜骨牡蛎湯㉖
1日量2.5g	柴胡加竜骨牡蛎湯⑫

MEMO
牡蛎はカキの貝殻です。何が有効な成分なのでしょうか。鎮静作用があります。
【牡蛎含有漢方薬】

1日量　3g	安中散⑤，柴胡桂枝乾姜湯⑪，桂枝加竜骨牡蛎湯㉖
1日量2.5g	柴胡加竜骨牡蛎湯⑫

上達の法則
「漢方が効くなら，効く成分を示せ！」と昔，私は叫んでいました。漢方は生薬の足し算の結晶です。効く成分がひとつではないことが実は魅力です。だからこそ，極端なことを言えば，すべての訴えが治る可能性があるのです。葛根湯①は7つの生薬からなっています。葛根，大棗，麻黄，甘草，桂皮，芍薬，生姜です。もしも西洋医学的な純物が必要十分な成分であるのなら，どれかひとつを飲めばよいですね。葛根にその成分があればくず湯，桂皮にその成分があればシナモンティー，生姜にその成分があればショウガの馬鹿食い。葛根湯①はそんなことよりもはるかに有効だからこそ，1800年経っても生き残っているのですね。

漢方の呪縛
日本漢方は腹診，中国漢方は脈診と言われます。どちらも処方選択のヒントになると思っています。でも必須とは思っていません。もしも必須であれば中国で行われているはずです。中国は高貴な方はお腹を見せなかったから脈診を行ったとの説もあります。そうかもしれません。でも現代中国ではお腹の超音波検査は日常診療で，お腹を見せることに抵抗はありません。本当に有益なら，現代中国で腹診が流行りそうですが。

73 アレルギー性鼻炎（慢性鼻炎）

Point① ▶ アレルギー性鼻炎には麻黄剤で対応します．麻黄が飲めれば，最も多く麻黄を含む越婢加朮湯㉘が強力です．

Point② ▶ 一方で小青竜湯⑲の麻黄含有量は越婢加朮湯㉘の半分ですが，甘草と乾姜を含むので（甘草乾姜湯），麻黄＋αの効果があります．そんなαの脇役がいじらしいですね．

Point③ ▶ 苓甘姜味辛夏仁湯⑲は麻黄という主薬なしで，7人の脇役（杏仁，半夏，茯苓，五味子，乾姜，甘草，細辛）で頑張っています．これまたいじらしいですね．

基本となる西洋薬

H_1受容体拮抗薬（タリオン®，アレロック®）／フルナーゼ®など

一手　まずこれをためしてみよう

大人 がっちり
越婢加朮湯㉘

大人 中肉中背
小青竜湯⑲ 保

大人 虚弱
苓甘姜味辛夏仁湯⑲

女性
小青竜湯⑲ 保

高齢者
苓甘姜味辛夏仁湯⑲

子ども
小青竜湯⑲ 保

二手　体質改善を目的として

大人 がっちり
けいがいれんぎょうとう
荊芥連翹湯 ㊿ 保

大人 中肉中背
けいがいれんぎょうとう
荊芥連翹湯 ㊿ 保

大人 虚弱
けいがいれんぎょうとう
荊芥連翹湯 ㊿ 保

女性
けいがいれんぎょうとう
荊芥連翹湯 ㊿ 保

高齢者
けいがいれんぎょうとう
荊芥連翹湯 ㊿ 保

子ども
けいがいれんぎょうとう
荊芥連翹湯 ㊿ 保

三手　それでもうまくいかないときは……

よほどの虚弱以外
かっこんとうかせんきゅうしんい
葛根湯加川芎辛夷 ② 保

だれにでも
しぎゃくさん
四逆散 ㉟ 保

注　体質改善には生薬数が多い漢方薬が選ばれます。荊芥連翹湯㊿は温清飲㊄を含む17種類の生薬からなっています。一方で，構成生薬数が少ない漢方薬，芍薬甘草湯㊻（2種類のみ）はすぐに効きますが，漫然と使用していると効かなくなります。

MEMO　五味子は呼吸器疾患向けです。
【五味子含有漢方薬】

1日量　3g	小青竜湯⑲，苓甘姜味辛夏仁湯⑲
1日量　1g	清肺湯⑨，人参養栄湯⑩，清暑益気湯⑬

診療のヒント　「漢方も100％安全ではないので，何かあれば中止ですよ！」と患者さんには説明しましょう。これだけ言い添えればいつからでも処方可能です。漢方薬の不幸な，重篤な副作用は，医師も患者さんも，漢方は100％安全だと思っているときに起こります。何かが起こっても漢方を疑わないからです。

74 副鼻腔炎・蓄膿症

Point① ▶ 辛夷を含む漢方薬は副鼻腔の疾患，蓄膿症などに有効です。ツムラ保険適用漢方薬では葛根湯加川芎辛夷②と辛夷清肺湯⑩があります。

Point② ▶ 葛根湯加川芎辛夷②には麻黄が含まれますので，高齢者への長期投与は要注意です。

基本となる西洋薬

対症療法で改善がなければクラリス®／パセトシン®など

一手 まずこれをためしてみよう

大人 がっちり
葛根湯加川芎辛夷② 保

大人 中肉中背
葛根湯加川芎辛夷② 保

大人 虚弱
辛夷清肺湯⑩ 保

女性
葛根湯加川芎辛夷② 保

高齢者
辛夷清肺湯⑩ 保

子ども
葛根湯加川芎辛夷② 保

二手 体質改善を目的として

大人 がっちり
荊芥連翹湯㊿ 保

女性
荊芥連翹湯㊿ 保

大人 中肉中背
荊芥連翹湯㊿保

高齢者
荊芥連翹湯㊿保

大人 虚弱
荊芥連翹湯㊿保

子ども
荊芥連翹湯㊿保

三手 それでもうまくいかないときは……

だれにでも
柴胡清肝湯(80)

MEMO

辛夷はモクレンで，副鼻腔の疾患，蓄膿症に有効です。

【辛夷含有漢方薬】

1日量　2g	葛根湯加川芎辛夷②，辛夷清肺湯(104)

MEMO

大棗はナツメで，緩和，強壮，利尿，鎮痛作用を持ちます。どれも軽い作用です。

【大棗含有漢方薬】

1日量　6g	甘麦大棗湯(72)
1日量　5g	当帰四逆加呉茱萸生姜湯㊳
1日量　4g	桂枝加朮附湯⑱，桂枝加竜骨牡蛎湯㉖，呉茱萸湯㉛，桂枝湯㊺，桂枝加芍薬湯(60)，黄耆建中湯(98)，小建中湯(99)，当帰建中湯(123)，桂枝加芍薬大黄湯(134)
1日量　3g	葛根湯①，葛根湯加川芎辛夷②，大柴胡湯⑧，小柴胡湯⑨，防已黄耆湯⑳，越婢加朮湯㉘，麦門冬湯㉙，炙甘草湯(64)，柴陥湯(73)，柴朴湯(96)，小柴胡湯加桔梗石膏(109)，柴苓湯(114)，黄連湯(120)，排膿散及湯(122)
1日量2.5g	柴胡加竜骨牡蛎湯⑫，半夏瀉心湯⑭
1日量　2g	柴胡桂枝湯⑩，補中益気湯㊶，六君子湯㊸，帰脾湯(65)，平胃散(79)，清肺湯(90)，加味帰脾湯(137)
1日量1.5g	参蘇飲(66)，大防風湯(97)，胃苓湯(115)
1日量　1g	五積散(63)，四君子湯(75)

75　扁桃炎

Point ①▶　桔梗湯⑬⑧はレンジで溶かして，そして冷やしましょう．それを頻回にうがいしながら飲み込むと気持ちがよいです．そして扁桃炎が治ることがあります．ともかく美味しいので患者さんは喜びます．

Point ②▶　内服では，小柴胡湯加桔梗石膏⑩⑨が喜ばれることも．桔梗は扁桃炎に有効で，石膏は冷やす作用があるので，理にかなっています．

Point ③▶　荊芥連翹湯㊿は体質改善目的で気長に投与しましょう．

基本となる西洋薬

細菌感染ならば抗菌薬（サワシリン®／ケフレックス®）など
細菌感染でなければ，トランサミン®／カロナール®など

一手　まずこれをためしてみよう

大人 がっちり
桔梗湯⑬⑧ 保

大人 中肉中背
桔梗湯⑬⑧ 保

大人 虚弱
桔梗湯⑬⑧ 保

女性
桔梗湯⑬⑧ 保

高齢者
桔梗湯⑬⑧ 保

子ども
桔梗湯⑬⑧ 保

二手　うまくいかないときは……

大人 がっちり
小柴胡湯加桔梗石膏⑩⑨ 保

女性
小柴胡湯加桔梗石膏⑩⑨ 保

大人 中肉中背
小柴胡湯加桔梗石膏 109 保

大人 虚弱
小柴胡湯加桔梗石膏 109 保

高齢者
小柴胡湯加桔梗石膏 109 保

子ども
小柴胡湯加桔梗石膏 109 保

三手 それでもうまくいかないときは……

だれにでも
荊芥連翹湯 50 保

注 荊芥連翹湯50は，黄芩，黄柏，黄連，桔梗，枳実，荊芥，柴胡，山梔子，地黄，芍薬，川芎，当帰，薄荷，白芷，防風，連翹，甘草の17種類の構成生薬からなります。黄芩，黄連，山梔子，黄柏は黄連解毒湯15そのもの。そして地黄，芍薬，川芎，当帰は四物湯71そのものです。黄連解毒湯15＋四物湯71＝温清飲57なので，荊芥連翹湯50は温清飲57をそのまま含むことになります。荊芥と連翹は皮膚疾患向けの生薬。そして柴胡はこじれた状態，漢方的には少陽病期の生薬です。桔梗は排膿作用があります。こんな風に考えると，生薬レベルから漢方薬の方向性が相当理解できますね。

注 荊芥連翹湯50と同じように体質改善に使用される漢方薬に防風通聖散62と柴胡清肝湯80があります。一貫堂医学を作り上げた森道伯（1867〜1931）が愛用した処方と言われ，他に体質改善のために，竜胆瀉肝湯76や通導散105なども使用していました。

古典も結構面白い 僕の師匠である松田邦夫先生は大塚敬節先生の最後の内弟子でした。その大塚敬節先生が江戸時代随一の名医と称しているのが，和田東郭（1743〜1803）です。和田東郭は四逆散35の加減法で多くの訴えを治療したそうです。そんな和田東郭が書いた蕉窓雑話は古典ですが，本当に面白く読めます。そして勉強になります。そんな蕉窓雑話の面白いところの拾い読みを，『飛訳モダン・カンポウ　拾い読み蕉窓雑話』（新見正則著，新興医学出版社）として出版しています。是非，読んで下さい。

76 鼻出血

Point①▶ 鼻出血では内服方法が大切です。温めて飲ますと，かえって鼻出血が悪化します。冷やした黄連解毒湯(おうれんげどくとう)⑮や三黄瀉心湯(さんおうしゃしんとう)(113)は，なかなか止まらない鼻出血には有益です。

Point②▶ 頓服での処方が基本となります。

Point③▶ のぼせて鼻出血が頻回に生じる患者さんには，長く飲ませることも可能です。

基本となる西洋薬

エビデンスには乏しいが，アドナ®/トランサミン®など

一手 まずこれをためしてみよう

大人 がっちり
三黄瀉心湯(さんおうしゃしんとう)(113) 保

大人 中肉中背
黄連解毒湯(おうれんげどくとう)⑮ 保

大人 虚弱
黄連解毒湯(おうれんげどくとう)⑮ 保

女性
黄連解毒湯(おうれんげどくとう)⑮ 保

高齢者
黄連解毒湯(おうれんげどくとう)⑮ 保

子ども
黄連解毒湯(おうれんげどくとう)⑮ 保

注 三黄瀉心湯(さんおうしゃしんとう)(113)は3つの生薬からなる漢方です。他に，3つの生薬から構成される漢方薬は，小半夏加茯苓湯(しょうはんげかぶくりょうとう)㉑，甘麦大棗湯(かんばくたいそうとう)(72)，調胃承気湯(ちょういじょうきとう)(74)，三物黄芩湯(さんもつおうごんとう)(121)，麻黄附子細辛湯(まおうぶしさいしんとう)(127)，茵蔯蒿湯(いんちんこうとう)(135)です。

77 中耳炎

Point①▶ 知人の耳鼻咽喉科の先生曰く「葛根湯①で中耳炎はほとんど治る」と。私は彼女ほどの経験はありませんが，その言葉を信じています。

Point②▶ 葛根湯①には排膿作用があり，乳腺炎にも有効です。

Point③▶ 葛根湯①はがっちりタイプの万能薬。本当に不思議な薬です。

基本となる西洋薬

カロナール®で3日間改善がなければサワシリン®など

一手 まずこれをためしてみよう

大人 がっちり
葛根湯①保

女性
葛根湯①保

大人 中肉中背
葛根湯①保

高齢者
葛根湯①保

大人 虚弱
葛根湯①保

子ども
葛根湯①保

注 中耳炎が葛根湯①で治れば素晴らしいですね。私は東洋医学だけの先生に，ある漢方薬の有効性を強調されても，その使用に躊躇します。しかし，西洋医学を極めた先生に，「実はこんな症例に漢方はとても有効なんだ」と言われると，とっても使ってみたくなるのです。是非，この本を読んで著効例を経験した方はご自身の専門の学会で発表して下さい。

【ツムラ保険適用漢方薬・五十音順/含有生薬一覧】

あ	安中散⑤	桂皮/延胡索/牡蛎/茴香/甘草/縮砂/良姜
い	胃苓湯(115)	厚朴/蒼朮/沢瀉/猪苓/陳皮/白朮/茯苓/桂皮/生姜/大棗/甘草
	茵陳蒿湯(135)	茵陳蒿/山梔子/大黄
	茵陳五苓散(117)	沢瀉/蒼朮/猪苓/茯苓/茵陳蒿/桂皮
う	温経湯(106)	麦門冬/半夏/当帰/甘草/桂皮/芍薬/川芎/人参/牡丹皮/呉茱萸/生姜/阿膠
	温清飲(57)	地黄/芍薬/川芎/当帰/黄芩/黄柏/黄連/山梔子
え	越婢加朮湯㉘	石膏/麻黄/蒼朮/大棗/甘草/生姜
お	黄耆建中湯(98)	芍薬/黄耆/桂皮/大棗/甘草/生姜/膠飴
	黄連解毒湯⑮	黄芩/黄連/山梔子/黄柏
	黄連湯(120)	半夏/黄連/乾姜/甘草/桂皮/大棗/人参
	乙字湯③	当帰/柴胡/黄芩/甘草/升麻/大黄
か	葛根湯①	葛根/大棗/麻黄/甘草/桂皮/芍薬/生姜
	葛根湯加川芎辛夷②	葛根/大棗/麻黄/甘草/桂皮/芍薬/辛夷/川芎/生姜
	加味帰脾湯(137)	黄耆/柴胡/酸棗仁/蒼朮/人参/茯苓/竜眼肉/遠志/山梔子/大棗/当帰/甘草/生姜/木香
	加味逍遙散㉔	柴胡/芍薬/蒼朮/当帰/茯苓/山梔子/牡丹皮/甘草/生姜/薄荷
	甘麦大棗湯(72)	大棗/甘草/小麦
き	桔梗湯(138)	甘草/桔梗
	帰脾湯(65)	黄耆/酸棗仁/人参/白朮/茯苓/竜眼肉/遠志/大棗/当帰/甘草/生姜/木香
	芎帰膠艾湯(77)	地黄/芍薬/当帰/甘草/川芎/阿膠/艾葉
け	荊芥連翹湯㊿	黄芩/黄柏/黄連/桔梗/枳実/荊芥/柴胡/山梔子/地黄/芍薬/川芎/当帰/薄荷/白芷/防風/連翹/甘草
	桂枝加芍薬大黄湯(134)	芍薬/桂皮/大棗/甘草/大黄/生姜
	桂枝加芍薬湯(60)	芍薬/桂皮/大棗/甘草/生姜
	桂枝加朮附湯⑱	桂皮/芍薬/蒼朮/大棗/甘草/生姜/附子
	桂枝加竜骨牡蛎湯㉖	桂皮/芍薬/大棗/牡蛎/竜骨/甘草/生姜
	桂枝湯㊺	桂皮/芍薬/大棗/甘草/生姜
	桂枝人参湯(82)	桂皮/甘草/蒼朮/人参/乾姜
	桂枝茯苓丸㉕	桂皮/芍薬/桃仁/茯苓/牡丹皮

	桂枝茯苓丸加薏苡仁 125	薏苡仁/桂皮/芍薬/桃仁/茯苓/牡丹皮
	啓脾湯 128	蒼朮/茯苓/山薬/人参/蓮肉/山査子/沢瀉/陳皮/甘草
こ	香蘇散 70	香附子/蘇葉/陳皮/甘草/生姜
	五虎湯 95	石膏/杏仁/麻黄/桑白皮/甘草
	五積散 63	蒼朮/陳皮/当帰/半夏/茯苓/甘草/桔梗/枳実/桂皮/厚朴/芍薬/生姜/川芎/大棗/白芷/麻黄
	牛車腎気丸 107	地黄/牛膝/山茱萸/山薬/車前子/沢瀉/茯苓/牡丹皮/桂皮/附子
	呉茱萸湯 31	大棗/呉茱萸/人参/生姜
	五淋散 56	茯苓/黄芩/甘草/地黄/車前子/沢瀉/当帰/木通/山梔子/芍薬/滑石
	五苓散 17	沢瀉/蒼朮/猪苓/茯苓/桂皮
さ	柴陥湯 73	柴胡/半夏/黄芩/大棗/人参/黄連/甘草/生姜/栝楼仁
	柴胡加竜骨牡蛎湯 12	柴胡/半夏/桂皮/茯苓/黄芩/大棗/人参/牡蛎/竜骨/生姜
	柴胡桂枝乾姜湯 11	柴胡/黄芩/栝楼根/桂皮/牡蛎/乾姜/甘草
	柴胡桂枝湯 10	柴胡/半夏/黄芩/甘草/桂皮/芍薬/大棗/人参/生姜
	柴胡清肝湯 80	柴胡/黄芩/黄柏/黄連/栝楼根/甘草/桔梗/牛蒡子/山梔子/地黄/芍薬/川芎/当帰/薄荷/連翹
	柴朴湯 96	柴胡/半夏/茯苓/黄芩/厚朴/大棗/人参/甘草/蘇葉/生姜
	柴苓湯 114	柴胡/沢瀉/半夏/黄芩/蒼朮/大棗/猪苓/人参/茯苓/甘草/桂皮/生姜
	三黄瀉心湯 113	黄芩/黄連/大黄
	酸棗仁湯 103	酸棗仁/茯苓/川芎/知母/甘草
	三物黄芩湯 121	地黄/黄芩/苦参
し	滋陰降火湯 93	蒼朮/地黄/芍薬/陳皮/天門冬/当帰/麦門冬/黄柏/甘草/知母
	滋陰至宝湯 92	香附子/柴胡/地骨皮/芍薬/知母/陳皮/当帰/麦門冬/白朮/茯苓/貝母/甘草/薄荷
	紫雲膏 501	胡麻(油)/紫根/当帰/白蠟/豚脂
	四逆散 35	柴胡/芍薬/枳実/甘草
	四君子湯 75	蒼朮/人参/茯苓/甘草/生姜/大棗
	七物降下湯 46	芍薬/当帰/黄耆/地黄/川芎/釣藤鈎/黄柏
	四物湯 71	地黄/芍薬/川芎/当帰
	炙甘草湯 64	地黄/麦門冬/桂皮/大棗/人参/麻子仁/生姜/炙甘草/阿膠

	芍薬甘草湯(68)	甘草/芍薬
	十全大補湯㊽	黄耆/桂皮/地黄/芍薬/川芎/蒼朮/当帰/人参/茯苓/甘草
	十味敗毒湯⑥	桔梗/柴胡/川芎/茯苓/樸樕/独活/防風/甘草/荊芥/生姜
	潤腸湯(51)	地黄/当帰/黄芩/枳実/杏仁/厚朴/大黄/桃仁/麻子仁/甘草
	小建中湯(99)	芍薬/桂皮/大棗/甘草/生姜/膠飴
	小柴胡湯⑨	柴胡/半夏/黄芩/大棗/人参/甘草/生姜
	小柴胡湯加桔梗石膏(109)	石膏/柴胡/半夏/黄芩/桔梗/大棗/人参/甘草/生姜
	小青竜湯⑲	半夏/乾姜/甘草/桂皮/五味子/細辛/芍薬/麻黄
	小半夏加茯苓湯㉑	半夏/茯苓/生姜
	消風散㉒	石膏/地黄/当帰/牛蒡子/蒼朮/防風/木通/知母/甘草/苦参/荊芥/胡麻/蝉退
	升麻葛根湯(101)	葛根/芍薬/升麻/甘草/生姜
	辛夷清肺湯(104)	石膏/麦門冬/黄芩/山梔子/知母/百合/辛夷/枇杷葉/升麻
	参蘇飲(66)	半夏/茯苓/葛根/桔梗/前胡/陳皮/大棗/人参/甘草/枳実/蘇葉/生姜
	神秘湯(85)	麻黄/杏仁/厚朴/陳皮/甘草/柴胡/蘇葉
	真武湯㉚	茯苓/芍薬/蒼朮/生姜/附子
せ	清上防風湯(58)	黄芩/桔梗/山梔子/川芎/浜防風/白芷/連翹/黄連/甘草/枳実/荊芥/薄荷
	清暑益気湯(136)	蒼朮/人参/麦門冬/黄耆/陳皮/当帰/黄柏/甘草/五味子
	清心蓮子飲(111)	麦門冬/茯苓/蓮肉/黄芩/車前子/人参/黄耆/地骨皮/甘草
	清肺湯(90)	当帰/麦門冬/茯苓/黄芩/桔梗/杏仁/山梔子/桑白皮/大棗/陳皮/天門冬/貝母/甘草/五味子/生姜/竹筎
	川芎茶調散(124)	香附子/川芎/羌活/荊芥/薄荷/白芷/防風/甘草/茶葉
そ	疎経活血湯(53)	芍薬/地黄/川芎/蒼朮/当帰/桃仁/茯苓/威霊仙/羌活/牛膝/陳皮/防已/防風/竜胆/甘草/白芷/生姜
た	大黄甘草湯(84)	大黄/甘草
	大黄牡丹皮湯㉝	冬瓜子/桃仁/牡丹皮/大黄/無水芒硝
	大建中湯(100)	乾姜/人参/山椒/膠飴
	大柴胡湯⑧	柴胡/半夏/黄芩/芍薬/大棗/枳実/生姜/大黄
	大承気湯(133)	厚朴/枳実/大黄/無水芒硝
	大防風湯(97)	黄耆/地黄/芍薬/蒼朮/当帰/杜仲/防風/川芎/甘草/羌活/牛膝/大棗/人参/乾姜/附子

ち	竹茹温胆湯(91)	半夏/柴胡/麦門冬/茯苓/桔梗/枳実/香附子/陳皮/黄連/甘草/生姜/人参/竹茹
	治打撲一方(89)	桂皮/川芎/川骨/樸樕/甘草/大黄/丁子
	治頭瘡一方(59)	川芎/蒼朮/連翹/忍冬/防風/甘草/荊芥/紅花/大黄
	調胃承気湯(74)	大黄/甘草/無水芒硝
	釣藤散(47)	石膏/釣藤鈎/陳皮/麦門冬/半夏/茯苓/菊花/人参/防風/甘草/生姜
	猪苓湯(40)	沢瀉/猪苓/茯苓/阿膠/滑石
	猪苓湯合四物湯(112)	地黄/芍薬/川芎/沢瀉/猪苓/当帰/茯苓/阿膠/滑石
つ	通導散(105)	枳実/大黄/当帰/甘草/紅花/厚朴/蘇木/陳皮/木通/無水芒硝
と	桃核承気湯(61)	桃仁/桂皮/大黄/甘草/無水芒硝
	当帰飲子(86)	当帰/地黄/蒺蔾子/芍薬/川芎/防風/何首烏/黄耆/荊芥/甘草
	当帰建中湯(123)	芍薬/桂皮/大棗/当帰/甘草/生姜
	当帰四逆加呉茱萸生姜湯(38)	大棗/桂皮/芍薬/当帰/木通/甘草/呉茱萸/細辛/生姜
	当帰芍薬散(23)	芍薬/蒼朮/沢瀉/茯苓/川芎/当帰
	当帰湯(102)	当帰/半夏/桂皮/厚朴/芍薬/人参/黄耆/乾姜/山椒/甘草
に	二朮湯(88)	半夏/蒼朮/威霊仙/黄芩/香附子/陳皮/白朮/茯苓/甘草/生姜/天南星/和羌活
	二陳湯(81)	半夏/茯苓/陳皮/甘草/生姜
	女神散(67)	香附子/川芎/蒼朮/当帰/黄芩/桂皮/人参/檳榔子/黄連/甘草/丁子/木香
	人参湯(32)	乾姜/甘草/蒼朮/人参
	人参養栄湯(108)	地黄/当帰/白朮/茯苓/人参/桂皮/遠志/芍薬/陳皮/黄耆/甘草/五味子
は	排膿散及湯(122)	桔梗/甘草/枳実/芍薬/大棗/生姜
	麦門冬湯(29)	麦門冬/半夏/大棗/甘草/人参/粳米
	八味地黄丸(7)	地黄/山茱萸/山薬/沢瀉/茯苓/牡丹皮/桂皮/附子
	半夏厚朴湯(16)	半夏/茯苓/厚朴/蘇葉/生姜
	半夏瀉心湯(14)	半夏/黄芩/乾姜/甘草/大棗/人参/黄連
	半夏白朮天麻湯(37)	陳皮/半夏/白朮/茯苓/天麻/黄耆/沢瀉/人参/黄柏/乾姜/生姜/麦芽
ひ	白虎加人参湯(34)	石膏/知母/甘草/人参/粳米
ふ	茯苓飲(69)	茯苓/蒼朮/陳皮/人参/枳実/生姜
	茯苓飲合半夏厚朴湯(116)	半夏/茯苓/蒼朮/厚朴/陳皮/人参/蘇葉/枳実/生姜

へ	平胃散(79)	蒼朮/厚朴/陳皮/大棗/甘草/生姜
ほ	防已黄耆湯⑳	黄耆/防已/蒼朮/大棗/甘草/生姜
	防風通聖散(62)	黄芩/甘草/桔梗/石膏/白朮/大黄/荊芥/山梔子/芍薬/川芎/当帰/薄荷/防風/麻黄/連翹/生姜/滑石/無水芒硝
	補中益気湯㊶	黄耆/蒼朮/人参/当帰/柴胡/大棗/陳皮/甘草/升麻/生姜
ま	麻黄湯㉗	杏仁/麻黄/桂皮/甘草
	麻黄附子細辛湯(127)	麻黄/細辛/附子
	麻杏甘石湯(55)	石膏/杏仁/麻黄/甘草
	麻杏薏甘湯(78)	薏苡仁/麻黄/杏仁/甘草
	麻子仁丸(126)	麻子仁/大黄/枳実/杏仁/厚朴/芍薬
も	木防已湯㊱	石膏/防已/桂皮/人参
よ	薏苡仁湯(52)	薏苡仁/蒼朮/当帰/麻黄/桂皮/芍薬/甘草
	抑肝散(54)	蒼朮/茯苓/川芎/釣藤鈎/当帰/柴胡/甘草
	抑肝散加陳皮半夏(83)	半夏/蒼朮/茯苓/川芎/釣藤鈎/陳皮/当帰/柴胡/甘草
り	六君子湯㊸	蒼朮/人参/半夏/茯苓/大棗/陳皮/甘草/生姜
	立効散(110)	細辛/升麻/防風/甘草/竜胆
	竜胆瀉肝湯(76)	地黄/当帰/木通/黄芩/車前子/沢瀉/甘草/山梔子/竜胆
	苓甘姜味辛夏仁湯(119)	杏仁/半夏/茯苓/五味子/乾姜/甘草/細辛
	苓姜朮甘湯(118)	茯苓/乾姜/白朮/甘草
	苓桂朮甘湯㊴	茯苓/桂皮/蒼朮/甘草
ろ	六味丸(87)	地黄/山茱萸/山薬/沢瀉/茯苓/牡丹皮

松田邦夫先生

私に漢方を毎週教えて下さる松田邦夫先生を，私は心から尊敬しています。漢方医として，臨床医として，人間としても素晴らしい方です。誰もが認める漢方の権威の松田邦夫先生が言われた，「漢方ですべては治りません。日常生活の管理（養生）が何より大切です」という言葉には，驚かされました。そしてご自身がよりよく健康に生きる方法を実践されています。84歳になった今も，私の大学で毎月講演会をされています。3時間にもわたって講演会で溌剌と話される姿には畏敬の念を覚えます。師の姿を見て，私もそう生きたいと思う今日この頃です。

【保険適用漢方薬ベスト30 著者調べ】

1	大建中湯(100)	11	桂枝茯苓丸㉕	21	猪苓湯㊵
2	芍薬甘草湯(68)	12	八味地黄丸⑦	22	釣藤散㊼
3	抑肝散(54)	13	麦門冬湯㉙	23	当帰四逆加呉茱萸生姜湯㊳
4	牛車腎気丸(107)	14	半夏厚朴湯⑯	24	柴苓湯(114)
5	防風通聖散(62)	15	防已黄耆湯⑳	25	苓桂朮甘湯㊴
6	六君子湯㊸	16	小青竜湯⑲	26	桃核承気湯(61)
7	補中益気湯㊶	17	五苓散⑰	27	桂枝加朮附湯⑱
8	葛根湯①	18	大黄甘草湯(84)	28	柴胡加竜骨牡蛎湯⑫
9	加味逍遙散㉔	19	十全大補湯㊽	29	疎経活血湯(53)
10	当帰芍薬散㉓	20	麻子仁丸(126)	30	桂枝茯苓丸加薏苡仁(125)

究極の上達の法則

いっそ，漢方薬をラムネと思って使ってみましょう。それが嫌いにならないコツです。人の体には自然治癒力があります。そして多くの訴えは時間が解決してくれます。実は治っていなくても，その症状を受け入れられるようになれば，それでよいのです。臨床医とはそんなものです。臨床が好きな先生ほどそう思っているでしょう。時間を稼ぐための道具が必要です。まず，そんな立ち位置で漢方を使ってみましょう。現代西洋医学で治らない患者さんが，漢方で，それも4週間ぐらいで治ることなどないと思っておきましょう。ラムネのつもりで，つまりプラセボ効果を期待して使ってみればよいのです。プラセボ効果で治せるような名医を目指しましょう。最高の褒め言葉ですね。そうすると，どう考えてもラムネよりも漢方が効いている例をたくさん経験します。稀に漢方のミラクルも起こります。患者さんは神様のように慕って，そして感謝してくれます。ただ漢方という別の引き出しを知っていただけなのに。漢方は「食いものの延長」と思って試せばよいのです。何よりの魅力は，依存症や離脱症状がないことです。気軽にどんどん処方しましょう。そして体全体が治ることがある，何でも治せる可能性があることなどを体感しましょう。自分で実体験することが何よりの上達の法則です。西洋医が趣味として漢方を利用してみましょう。外来が間違いなく楽しくなるから。

『フローチャート漢方薬治療2　典型例で生薬からカンポウを理解する』（新見正則著，新興医学出版社）より

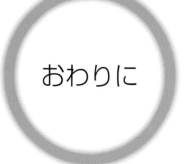
おわりに

漢方の魅力は，乱暴な言い方をすれば「何でも治る可能性がある」ということです。西洋薬が純物であるのに対して，漢方薬はたくさんの成分を含んだ生薬の足し算の結晶なのですから。そんな魅力を感じ取って頂きたく，巻頭言にも書きましたが，可能な限り，がっちりタイプには大柴胡湯⑧を，女性には当帰芍薬散㉓を，高齢者には真武湯㉚を，そして子どもには五苓散⑰または小建中湯㊿を配置しました。こんな思い切った，ある意味馬鹿げているようなことが，実は漢方の魅力です。

虚弱なタイプには，補中益気湯㊶や十全大補湯㊽などの参耆剤，または六君子湯㊸や四君子湯㊄などの人参剤，そして小建中湯㊿などの建中湯類が愛用されます。参耆剤や人参剤を用いる治療は西洋薬と併用しても十分すぎる効果があると思います。漢方らしい治療方法のひとつです。

参耆剤や人参剤と並んで漢方らしい治療は駆瘀血剤です。最初は理解しがたい概念ですが，瘀血を治す薬を駆瘀血剤と理解するとわかりやすいと思います。そんな定義のほうが，処方選択に有用であるぐらい駆瘀血剤の使用範囲は広汎です。

漢方理論はあえて詳細に説明していません。漢方理論は漢方に興味を持った後に，処方選択の手段と割り切って利用することが肝要です。漢方理論は処方選択のアナログ的経験知なので，デジタル化された西洋医学的考えからはある意味かけ離れています。すべての漢方理論を理解する必要はありません。むしろ，そんなことをすると一気に嫌気がさします。漢方はアナログ的経験知の集積のため，いくつもの相反する，矛盾した漢方理論が並立することもあります。極論すれば宗教のようなものです。特別に間違っていなければ，何でも併存しうるということです。処方選択のヒントと割り切って，自分が理解しやすい漢方理論を手に入れて，その後，より理解しやすい漢方理論があれば，適宜入れ替えていきましょう。そんな気軽な立ち位置が西洋医には何より大切です。西洋医にとっての漢方は患者さんを救うためのオプションです。

西洋医学の補完医療として，保険適用漢方薬が益々普及し，1人でも多くの患者さんが漢方の恩恵により症状が軽快することを祈っています。この本が少しでもそのお役に立てれば幸せです。

【著者紹介】
新見正則（帝京大学外科准教授）

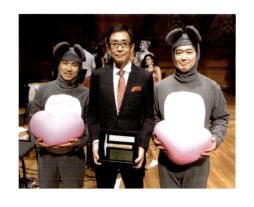

移植免疫学のサイエンティストで，漢方とトライアスロンが趣味の外科医。イギリス留学中にとても感動したオペラ『椿姫』をマウスに聴かせると，移植された心臓が拒絶されないという実験にて2013年イグノーベル賞医学賞受賞。
慶應義塾大学医学部卒業。英国オックスフォード大学医学部博士課程にて移植免疫学を学び，Doctor of Philosophy（DPhil）取得。英国留学中の5年間，オペラやクラシック音楽を生で堪能する。現帝京大学医学部外科准教授。臨床医としての専門は血管外科。大学病院としては本邦初のセカンドオピニオン外来を開設し，セカンドオピニオンのパイオニアとして知られる。セカンドオピニオンを通じて西洋医学の限界に気がつき，漢方を松田邦夫先生に学び，モダン・カンポウの啓蒙者として活躍中。

50歳までは金槌で運動嫌いであったが，娘の誘いで水泳を始め，3年後には佐渡国際トライアスロンAタイプ236km（スイム3.8km，自転車190km，ラン42.2km）を14時間18分58秒で完走する。いろいろなことに興味があるおじさん。家族は，家内・娘（11歳）・母・愛犬（ビション・フリーゼ）。

2013年9月12日，ハーバード大学にて，イグノーベル賞を頂きました。脳が免疫系をコントロールしている可能性を示す実験を踏まえての受賞です。イグノーベル賞はありえないような（improbable）実験で，人々を笑わせ，そして考えさせる（research makes people laugh and then think）世界的研究に与えられます。今回の私の実験は，心臓移植をされたマウスにオペラ『椿姫』を聴かせると，免疫制御細胞が誘導されるというものです。

今回の実験は，環境が脳を介して免疫系を制御しているので，本人の心の持ちよう，気合い，希望，家族の支え，また闘病環境が大切であるということに通じる結果です。漢方薬の治療も有効ですが，日常生活の管理も大切ということです。

最後に，刊行にあたり大変お世話になった樫尾明彦先生，須藤孝仁さん，村上由佳さんに御礼申し上げます。

- 松田邦夫：症例による漢方治療の実際．創元社，1992．
- 松田邦夫：万病回春解説（POD版）．創元社，2009．
- 松田邦夫，他：漢方治療のファーストステップ．第2版．南山堂，2011．
- 松田邦夫，他：臨床医のための漢方［基礎編］．カレントテラピー，1987．
- 大塚敬節：大塚敬節著作集　第1巻～第8巻 別冊．春陽堂書店，1980～1982．
- 大塚敬節，他：漢方診療医典．第6版．南山堂，2001．
- 大塚敬節：症候による漢方治療の実際．第5版．南山堂，2000．
- 稲木一元，他：ファーストチョイスの漢方薬．南山堂，2006．
- 清水藤太郎：薬局の漢方．南山堂，1963．
- 大塚敬節：漢方の特質．創元社，1971．
- 大塚敬節：漢方と民間薬百科．主婦の友社，1966．
- 大塚敬節：東洋医学とともに．創元社，1960．
- 大塚敬節：漢方ひとすじ：五十年の治療体験から．日本経済新聞社，1976．
- 日本医師会，編：漢方治療のABC：日本医師会雑誌．1992；108(5)．
- 大塚敬節：歌集　杏林（非売品）．春陽堂書店，1976．
- 新見正則：本当に明日から使える漢方薬 7時間速習入門コース．新興医学出版社，2010．
- 新見正則：本当に明日から使える漢方薬シリーズ2　フローチャート漢方薬治療．新興医学出版社，2011．
- 新見正則：本当に明日から使える漢方薬シリーズ3　簡単モダン・カンポウ．効率的に勉強する画期的かつまったく新しい漢方勉強メソッド．新興医学出版社，2011．
- 新見正則：iPhoneアプリ「フローチャート漢方薬治療」．新興医学出版社，2012．
- 新見正則：フローチャート漢方薬治療2　典型例で生薬からカンポウを理解する．新興医学出版社，2014．
- 新見正則：本当に今日からわかる漢方薬シリーズ1　鉄則モダン・カンポウ．モダン・カンポウのよりよい使い方の知恵を鉄則としてまとめました．新興医学出版社，2012．
- 新見正則：本当に今日からわかる漢方薬シリーズ2　症例モダン・カンポウ．ウロウロしながら処方して腑に落ちました．新興医学出版社，2012．
- 新見正則：本当に今日からわかる漢方薬シリーズ3　飛訳モダン・カンポウ拾い読み蕉窓雑話．新興医学出版社，2013．
- 松田邦夫，他：西洋医を志す君たちに贈る漢方講義．魅力的な授業をするために．新興医学出版社，2012．
- 新見正則：じゃぁ，死にますか？　リラックス外来トーク術．新興医学出版社，2011．
- 新見正則：じゃぁ，そろそろ運動しませんか？　西洋医学と漢方の限界に気がつき，トライアスロンに挑戦した外科医の物語．新興医学出版社，2011．
- 新見正則：じゃぁ，そろそろ運動しませんか？2　金槌親父がたった2年でトライアスロン236km．新興医学出版社，2014．
- 新見正則：じゃぁ，そろそろ減量しませんか？　正しい肥満解消大作戦．新興医学出版社，2012．
- 新見正則：3秒でわかる漢方ルール．新興医学出版社，2014．
- 新見正則：スーパー★ジェネラリストに必要なモダン・カンポウ クリニカル・パール集＆総合医の実体験．新興医学出版社，2014．
- 新見正則：西洋医がすすめる漢方．新潮社，2010．
- 新見正則：死ぬならボケずにガンがいい．新潮社，2014．
- 新見正則：下肢静脈りゅうを防ぐ・治す．講談社，2002．

- 新見正則：プライマリ・ケアのための血管疾患のはなし―漢方治療も含めて．メディカルレビュー社，2010．
- 新見正則：仕事に効く！ モダン・カンポウ．イーストプレス，2013．
- 新見正則：長生きしたけりゃデブがいい 世界的研究が証明する医学の真実．SBクリエイティブ，2013．
- 新見正則：誰でもぴんぴん生きられる―健康のカギを握る「レジリエンス」とは何か？．サンマーク出版，2014．
- 新見正則：患者必読 医者の僕がやっとわかったこと．朝日新聞出版，2014．

実践ちょいたし漢方〈増補版〉   定価（本体3,500円＋税）

2015年 2月10日 第1版
2015年 6月30日 第1版2刷

著 者　新見正則
発行者　梅澤俊彦
発行所　日本医事新報社　www.jmedj.co.jp
　　　　〒101-8718 東京都千代田区神田駿河台2-9
　　　　電話（販売）03-3292-1555 （編集）03-3292-1557
　　　　振替口座　00100-3-25171

印 刷　ラン印刷社

© 新見正則　2015　Printed in Japan
ISBN978-4-7849-4466-8　C3047　¥3500E

本書の複製権・翻訳権・上映権・譲渡権・公衆送信権（送信可能化権を含む）は（株）日本医事新報社が保有します。

JCOPY <（社）出版者著作権管理機構 委託出版物>
本書の無断複写は著作権法上での例外を除き禁じられています。複写される場合は、そのつど事前に、（社）出版者著作権管理機構（電話 03-3513-6969, FAX 03-3513-6979, e-mail:info@jcopy.or.jp）の許諾を得てください。